JN277838

医療経済・政策学の
視点と研究方法

二木 立

keiso shobo

はしがき

　本書は，私が過去35年間の勉強と研究を通して身につけた，医療経済・政策学，広くは社会科学研究の視点と方法，技法を集大成したもので，「講座医療経済・政策学」の「関連書」でもあります．全体は，第Ⅰ部医療経済学の視点と研究方法（第1～3章），第Ⅱ部私の研究の視点と方法（第4・5章）の2部・5章構成となっています．

　第1章医療経済・政策学の特徴と学習方法は本書全体の導入です．まず私の医療経済学の理解について述べ，特に医療経済学には「国籍」があり，アメリカで主流となっている新古典派医療経済学は日本医療の分析には無力なことを示します．次いで，主として若い研究者のために，医療経済・政策学の幅広く偏りのない勉強をするためには，何が必要かを述べます．コラムでは，英語と日本語で書かれた主な医療経済学の教科書，私が毎号チェックしている医療経済・政策学関連の英語雑誌等を紹介します．

　第2章では，私の医療政策の将来予測の視点と方法を紹介します．医療経済・政策学の他の研究者にみられない私の特徴の1つは，現状分析だけでなく，将来予測にも挑戦し続けていることです．本章では，まず，医療経済学の視点からの医療政策の「客観的」将来予測の有効性を指摘した上で，私の行っている3つの研究・調査に基づいた「客観的」将来予測の枠組みを示します．さらに，政府・厚生労働省の公式文書や閣議決定，政府高官や政策担当者の講演録等の読み方のノウハウを紹介します．最後に，私の過去の将来予測の誤りの原因を分類・検討します．

　第3章は，私が2000年以来，21世紀初頭の医療政策の分析枠組として提唱

はしがき

している「3つのシナリオ」説の最新版です．ここでは3つのシナリオ（新自由主義的改革，医療保障制度の部分的公私2階建て化，公的医療費の総枠拡大）の概略を紹介した上で，この分析枠組みの留意点を指摘します．その後，小泉政権が5年前に閣議決定した2001年「骨太の方針」中の新自由主義的医療改革の帰結を検討し，それの全面実施がない経済的・政治的理由を明らかにします．最後によりよい医療制度をめざした私の改革提案を示します．本章には8つの注を付け，今まで「3つのシナリオ」説について出された様々な質問や疑問等に答えました．

　第4章では，リハビリテーション医学研究から医療経済・政策学研究へ進んだ，私の35年間の勉強と研究のプロセスをふり返りながら，私の研究の視点と方法について出来る限り具体的に述べます．まず私の職業歴と研究歴を，東京都心の地域病院（代々木病院）での臨床医時代の13年間と日本福祉大学教授になってからの22年間に分けて紹介します．前者では，「修業時代」の5つのキーワードまたは教訓も示します．次に，私の研究の3つの心構え・スタンスと福祉関係者・若手研究者へ忠告を行った上で，私の研究領域と研究方法の特徴について述べます．前者は医師としての「比較優位」を生かして，主として医療提供制度の研究を行うこと，後者は，日本医療についての神話・通説の誤りを実証研究に基づいて明らかにすることです．後者には2つの手法があり，1つは官庁統計の独自の分析，もう1つは独自の全国調査を行うことです．ここでは，保健・医療・福祉複合体の全国調査を中心とする私の「3大実証研究」の概略も紹介し，それらが成功した3つの理由を述べます．合わせて医療経済・政策学の実証研究のみでは政策の妥当性は判断できず，価値判断の明示が必要なことを強調します．最後に（社会人）大学院入学のすすめを行います．

　第5章では，研究方法の一環あるいは基礎となる資料整理の個々の技法について，私の流儀を紹介します．それらは，論文の整理の技法，本の整理の技法，新聞・雑誌と本の入手とチェックの技法，インターネットを利用した情報検索，「読書メモ」と「読書ノート」の技法，研究関連の手紙整理の技

はしがき

法,年賀状の2つの工夫等です.ここで私が一番強調したいことは,資料整理・記録と記憶が相補的なことです.さらに本章では,資料整理と密接に関連する,能率手帳小型判とB6判カードを用いた自己管理の技法,さらに私が資料整理の技法に興味を持った動機,私の研究者兼教育者としてのプロ意識と美学についても述べ,最後に資料整理が苦手な社会人や若い研究者へのアドバイスを行います.コラムでは,私の英語勉強法,私が社会科学研究者の必読雑誌と考えている The Economist チェックの手順等について紹介します.

付録の「大学院『入院』生のための論文の書き方・研究方法論等の私的推薦図書」は,私が,毎年,日本福祉大学大学院の入学式・オリエンテーションで新入生全員と全教員に「おみやげ」として配布しているものの最新版で,7分野,合計172冊の図書を簡単なコメント付きで紹介しています.私の知る限り,これはこの分野でもっとも包括的な文献リストです.

私が本書に込めた願いは,読者が,本書を通して,医療経済・政策学に限らず,社会福祉学,社会学等の社会科学の勉強と研究の意義と面白さ,および厳しさを理解し,自分なりの研究の視点と方法,技法を身につけるヒントを得ることです.なお,第Ⅰ部と第Ⅱ部は内容的には独立しており,興味のある方から先に読み始めていただいて結構です.

2006年10月10日

二 木　　立

目　次

はしがき　i

第Ⅰ部　医療経済・政策学の視点と研究方法

第1章　医療経済・政策学の特徴と学習方法 …………… 3
　はじめに ………………………………………………………… 3
　1　私の医療経済学の理解 ……………………………………… 3
　2　医療経済・政策学の幅広く偏りのない勉強のために ……… 7
　おわりに ………………………………………………………… 12
　【コラム1】英語で書かれた主な医療経済学教科書
　　　　　　（2005-2006年出版分）………………………… 15
　【コラム2】日本語で書かれた医療経済学の主な教科書・
　　　　　　関連書 ……………………………………………… 19
　【コラム3】私が毎号チェックしている医療経済・政策学
　　　　　　関連の英語雑誌 …………………………………… 23
　【コラム4】私の好きな名言
　　　　　　――医療経済・政策学研究者に必要な資質 ……… 25

第2章　医療政策の将来予測の視点と方法 …………… 27
　はじめに ………………………………………………………… 27
　1　医療経済学の視点からの医療政策の「客観的」将来予測 … 30
　2　21世紀初頭の医療・社会保障改革には3つのシナリオ …… 31
　3　3種類の研究や調査に基づいて「客観的」将来予測 ……… 32

4　政府・厚生労働省の公式文書の分析の3つのポイント …… 34
　　　5　閣議決定の重み・実現可能性を複眼的に考える3つの
　　　　　ポイント ………………………………………………………… 36
　　　6　高官や政策担当者の講演・発言は，あくまで公式
　　　　　文書理解の参考にとどめる …………………………………… 37
　　　7　私の過去の将来予測の誤りの原因…………………………… 39
　　　【コラム5】　私の好きな名言
　　　　　　　　　——将来予測のスタンスと将来展望 ……………… 44

第3章　医療政策の分析枠組み
　　　　　　——21世紀初頭の医療改革の3つのシナリオ ………… 47
　　はじめに——小泉政権の医療政策の2つの側面 ………………… 47
　　　1　医療・社会保障改革の3つのシナリオ …………………… 48
　　　2　3つのシナリオ説の留意点 ………………………………… 53
　　　3　2001年「骨太の方針」中の新自由主義的医療改革の帰結 … 58
　　おわりに——よりよい医療制度をめざした私の改革提案 ……… 62

第II部　私の研究の視点と方法

第4章　私の研究の視点と方法——リハビリテーション
　　　　　　医学研究から医療経済・政策学研究へ ………………… 73
　　はじめに ……………………………………………………………… 73
　　　1　私の職業歴と研究歴………………………………………… 74
　　　2　私の研究の心構え・スタンスと福祉関係者・若手研
　　　　　究者への忠告 ………………………………………………… 103
　　　3　私の研究領域と研究方法の特徴 …………………………… 111
　　おわりに——（社会人）大学院入学のすすめ …………………… 121
　　　【コラム6】　GIGOとsignificantosis ……………………………… 123
　　　【コラム7】　私の書評パターン ………………………………… 124

目　次

第5章　資料整理の技法
　　　　　——医療経済・政策学分野を中心に …………………… 125

はじめに ……………………………………………………………… 125
1　30年前の資料もすぐに取り出せる私の資料整理の技法…… 125
2　資料の入手とチェックの技法……………………………………… 133
3　「読書メモ」と「読書ノート」，研究関連の手紙書きの技法… 148
4　能率手帳小型判と特製B6判カードによる自己管理の
　　技法 …………………………………………………………… 156
5　資料整理の技法に興味を持った動機と私のプロ意識 ……… 160
おわりに——資料整理の苦手な社会人や若い研究者への
　　　　　3つのアドバイス………………………………………… 168
【コラム8】　私の英語勉強法 ……………………………………… 170
【コラム9】　私のThe Economistチェックの手順 ……………… 174
【コラム10】　二木立氏のプロフィル（2006年度版ver 16.2）…… 176

付録　大学院「入院」生のための論文の書き方・研究方法論等の
　　私的推薦図書（2006年度版，ver 8.2）……………………………… 178

あとがき　195
初出一覧　199
索　引　201

第Ⅰ部
医療経済・政策学の
視点と研究方法

第1章　医療経済・政策学の特徴と学習方法

はじめに

　本章は，本書全体の導入として，まず私の医療経済学の理解について述べます．そこでは，特に医療経済学にも「国籍」があり，アメリカで主流となっている新古典派医療経済学は日本医療の分析には無力なことを示します．次いで，主として若い研究者のために，医療経済・政策学の幅広く偏りのない勉強のためには，何が必要かを述べます．

　ここで，医療経済・政策学とは，「政策的意味合いが明確な医療経済学的研究と，経済分析に裏打ちされた医療政策研究との統合・融合をめざし」て，新たに考えた造語・新語です．この用語は，私と田中滋氏（慶應義塾大学），西村周三氏（京都大学），池上直己氏（慶應義塾大学），遠藤久夫氏（学習院大学）の5人が編集委員となって刊行中の『講座　医療経済・政策学』（勁草書房．全6巻）で初めて用いました．単に「医療経済学」と言わずに，この用語を用いる理由は後述します．

　なお，私の医療経済・政策学の視点と研究方法，具体的には研究の心構えとスタンス，および私の医療経済学的実証研究と医療政策研究の特徴については，第4章の2・3で述べます．

1　私の医療経済学の理解

　医療経済学について，まず指摘したいことは，それが決して一枚岩ではなく，経済学全般と同じように，「新古典派」対「制度派」という2つの学問

的潮流があることです．新古典派が市場メカニズムに基づく資源配分を絶対化するのに対して，制度派は市場の役割を認めつつ，それが各国の制度・歴史によって規定されていることを強調します．この点について，「講座」第1巻の権丈善一論文が詳細に論じています[1]．

　経済学全般では，国際的にも日本でも，新古典派が「主流派経済学」となっていますが，医療経済学では制度派経済学も有力です．特に日本では，純粋な新古典派医療経済学研究者は少数です．新古典派と制度派の両方の（医療）経済学を勉強しましたが，私自身は，制度派の立場に立ちます．

医療経済学にも「国籍」がある

　この点と関わって私が強調したいことは，医療経済学にも「国籍」がある，あるいは国により医療経済学の概念・範囲が異なることです[2]．

　具体的には，アメリカで医療経済学といえばほとんど新古典派医療経済学を指します．アメリカではたくさんの医療経済学教科書が出版されていますが，それらはごく一部（トム・ライス『医療経済学の再検討』[3]）を除いて，新古典派経済学に基づいており，そのために「医療の経済評価」（費用効果分析・費用便益分析等の「臨床経済学」）はほとんど含まれていないのが普通です．たとえば，アメリカの新古典派医療経済学教科書の「二大老舗」と言えるフェルドスタインとフェルプスの教科書は医療の経済評価や費用便益分析にはまったく触れていません[4][5]．

　それに対して，日本や，イギリスを含めたヨーロッパの医療経済学は，アメリカ流に言えば「医療サービス研究」も含んでいます．ここで，医療サービス研究とは，特定のモデルを前提とせずに行われる「医療サービス」の実証分析の総称です．この医療サービス研究の範囲は広く，医療の質の研究や，テクノロジー・アセスメント等「医療サービス」にかかわるあらゆる研究を含んでいますが，多くの研究は「医療の経済評価」も含んでいます．

　アメリカの医療サービス研究学会による「医療サービス研究」の最新の定義（2000年）は以下の通りです．「医療サービス研究は社会的要因，財政制度，

組織構造と組織過程，医療技術，および個人行動が医療，医療の質と費用，さらに究極的にはわれわれの健康と安寧（well-being）にいかにして影響を与えるかを科学的に研究する学際分野である．それの研究領域には，個人，家族，組織，制度，地域，および全人口を含んでいる」[6]．

アメリカの医療経済学のみを学んだ日本の医療経済学研究者は，医療経済学＝新古典派（ミクロ）経済学と思いがちですが，それは誤解，「井の中の蛙大海を知らず」です．同じ英語圏でも，イギリスの医療経済学の教科書は，私が調べた範囲では，新古典派理論に基づくミクロ経済学だけでなく，医療の経済評価（臨床経済学）を含んでいます．

たとえば，イギリスの医療経済学の最新の中級教科書である『エルガー社版医療経済学便覧』は全9部50章，565頁からなる大著ですが，アメリカの教科書と異なり，「国民の健康と医療システム」と「医療の経済評価」（臨床経済学）が2つの柱とされ，後者には次の3部18章が割かれています：第7部便益の測定，第8部費用の測定と統計的事項，第9部　経済評価と意思決定[7]．

イギリスOpen University Press社の「公衆衛生学シリーズ」（全20冊）の1冊である『医療経済学』はイギリスの代表的な医療経済学の初級教科書と言えますが，やはり全5部のうち最後の第5部が医療の経済評価に充てられています[8]．

なお，拙著『「世界一」の医療費抑制政策を見直す時期』の4章「私のみたアメリカの医療と医療経済学」は，私が1992～1993年にアメリカUCLA公衆衛生学大学院に留学したときの研究と経験に基づいて，文献を読むだけでは分からないアメリカ人の価値観や発想法，本音にまで立ち入って，医療と医療経済学の日米比較を行っていますので，ぜひお読み下さい[2]（164頁）．

新古典派医療経済学は日本医療の分析には無力

私自身は，アメリカで主流の新古典派医療経済学は日本の現実の医療問

題・政策の分析には無力と考えています．ここで新古典派医療経済学とは，新古典派理論・モデルを医療に適用しようとする研究，典型的には，新古典派理論・モデルに基づいて規範的な仮説を立て，それを「実証分析」により検証しようとする研究を指します．

それには次の3つの理由があります．これらは，先述したアメリカ留学での勉強・研究と留学から帰国後10数年間の私の実体験に基づいています．

第1は極めて単純な経験的理由で，私が医療経済学を本格的に勉強・研究するようになってから20年以上経ちますが，この間，新古典派理論（モデル）に基づく医療経済学研究で，日本の現実の医療問題の認識を深めたり，医療政策の分析に寄与した研究に出会ったことがないからです．もちろん，新古典派の研究者が，新古典派理論（モデル）に依拠せずに行なった実証研究（「医療サービス研究」）の中には，わが国の医療問題の認識を深めた研究が少数存在します．しかし，それを新古典派医療経済学の成果と見なすことはできません．

そのような研究で私が今でもよく覚えているのは，漆博雄氏（故人）の「わが国における医師の地域分布について」です[9]．漆氏は私の知る限りもっとも純粋な新古典派医療経済学研究者で私の良き「ライバル」でした．しかし，氏はこの研究では新古典派理論（モデル）はまったく用いず，1960～1982年の医師数の地域的分布の偏りの推移を，主として変動係数を用いて分析することにより，この間の医師数の増加にもかかわらず，医師の地域分布の不平等は解消していないことを明らかにしました．これは立派な「医療サービス」研究です．

第2は制度的な理由で，全国民が強制加入する国民皆保険制度の下で医療サービス価格が公定価格である日本の医療制度を，医療でも市場原理（価格メカニズム）が働くことを前提とした新古典派理論（モデル）で分析するのは困難，ほとんど不可能だからです．私は，わが国やヨーロッパ諸国と異なり，医療にも市場原理が導入されているアメリカでは，新古典派理論による分析はそれなりに有効だと思っています．ただし，それにより得られた知見をア

メリカ以外の国にそのまま当てはめるのは「適用拡大」だとも判断しています．

　第3は純理論的理由で，医療経済学研究者の間では，そもそも医療サービス市場には，市場原理の大前提となっている，供給者の行動から独立した消費者の需要曲線が存在しないという主張が有力だからです．実は新古典派を含めて，大半の医療経済学研究者が支持している「医師誘発需要理論（仮説）」は，原理的には医療サービスの需要曲線の存在を否定するものです．

　1999年にオランダ・ロッテルダムで開かれた国際医療経済学会（iHEA）第2回世界大会のハイライトとなった，「問題解決──（医療の）需要曲線は廃棄されるべきか？」セッションでは，メイナード氏（イギリス）の司会の下に，6人の国際的に著名な医療経済学者（新古典派3人，制度派3人）による文字通りのディベイトが行われました．議論は多岐にわたりましたが，全体としては需要曲線批判派が攻勢をかけ，それの擁護派が防戦する展開となりました．しかも意外なことに，需要曲線の擁護派（新古典派）も最後には，需要曲線に基づいて現実の政策決定をすることはできないことを認めました[10]．

　実は，冒頭に紹介した「講座　医療経済・政策学」は，当初編集者から私に依頼のあった段階では「講座　医療経済学」とされていました．しかし，医療経済学＝新古典派医療経済学との誤解を避けるために，敢えて「医療経済・政策学」という新しい用語を用いることにしました．

2　医療経済・政策学の幅広く偏りのない勉強のために

　次に，主として若い研究者のために，医療経済・政策学の幅広く偏りのない勉強のためには，何が必要かを述べます．

フュックス教授の若手医療経済学研究者への5つの助言

　私が医療経済学研究を志す研究者がまず読むべきだと思う文献は，世界最

第1章　医療経済・政策学の特徴と学習方法

高峰の医療経済学研究者であるアメリカ・スタンフォード大学のフュックス教授が，1999年にオランダで開かれた国際医療経済学会第2回世界大会で行った基調講演「医療経済学の将来」です[11]．その講演の最後で教授は，医療経済学に最近参入した研究者に対して5つの助言を行いました．

それらは，①あなたのルーツ［経済学——二木補足．以下，本書全体を通じて同じ］を忘れるな，②医療技術と制度についてたくさん学べ，③ハードに学べ，しかしもっと重要なのはスマートに学ぶこと，④同時期に研究者と政治スタッフの兼業を試みるな，⑤研究者としての3つの美徳を磨けです．

私はこれらのうちで，②がもっとも重要だと考えています．フュックス教授は，「以前，アメリカの指導的な理論経済学者数十人に対して，医療経済学の［事実について］基本的な質問をしたとき，彼らの答えは，平均的に言えば，コイン投げをして得られる結果と比べて，ほんの少し良いだけだった［つまり常識的知識しかなかった］ことを指摘した上で，「医療経済学に真剣に取り組もうとする経済学者は誰でも，医療技術と制度についてたくさん学ばなければならない」と強調したのです．

私は，日本でも特に新古典派の医療経済学研究者はこの助言を謙虚に受け入れるべきだと思います．なぜなら，西村周三氏も指摘しているように，「経済学者の書く論文には，統計的手法はある水準を満たしているが，どう考えても，日本の医療制度に関する理解が不足した上で，ただ統計データを処理したとしか思えないものが少なく」ないからです[12]．ただし，私は新古典派の特に若手研究者の論文には，「統計的手法はある水準を満たしている」とさえ言えない論文，つまり特定の統計技法を適用限界を無視して乱用している論文が少なくないと感じています．

ちなみに，私が知っている範囲で，現実からもっとも遊離し，「ただ統計データを処理したとしか思えない」新古典派の医療経済学研究は，グロスマンモデルを用いて「人口の年齢構成変化が健康ならびに医療支出に与える影響」を検討したシミュレーション分析により，2040年の健康状態（1990年の平均寿命を100とする）がなんと34.08（男の平均寿命だと26.4歳）にまで大幅

に悪化すると推計した研究です(医療科学研究所1998年1月医療経済研究会での報告).私も,グロスマンモデルによる推計で非現実的な数値が出ることがあるとは知っていましたが,これには開いた口がふさがらず,思わず「今後わずか50年間で卑弥呼の時代に戻るのですか?」と質問してしまいました.

医療経済学の3つの古典と2冊の生きた教科書

次に,医療経済学の3つの古典を紹介します.私は,医療経済学に限らず社会科学を学ぶ場合には,それぞれの分野の古典を読み,その学問のルーツを知ることが不可欠だと思っています.幸いなことに,これらはすべて日本語訳があります.

1つめは,ノーベル経済学賞受賞者のK・J・アロー著,田畑康人訳「不確実性と医療の厚生経済学」です[13].1963年に発表された原著論文は,医療経済学の出発点とも言える古典中の古典です.しかし原著論文の英語はやや難解なためもあり,それを読んでいない医療経済学研究者も少なくないのですが,日本語訳は極めて正確であり,これだけでも読むに値します.翻訳が掲載された『国際社会保障研究』はかつて健康保険組合連合会が発行していた非常に高水準の学術雑誌で,現在は廃刊となっていますが,主な大学図書館にはあるはずです.

2つめは,V・R・フュックス著,江見康一訳『サービスの経済学』です[14].フュックス教授は,医療経済学を専攻する前に,サービス経済の実証研究と理論研究を行なっており,本書がその集大成と言えます.残念ながら絶版ですが,主な大学図書館にはあります.

3つめは,同じ著者・訳者による,『生と死の経済学』(原題 "Who Shall Live?" を直訳すれば,『誰が生きながらえるべきか?』)です[15].これは,アロー論文と並ぶ,医療経済学の古典と言えます.これも訳書は絶版ですが,英語版は,1998年に,アメリカ経済学会での会長講演「経済学,価値,および医療改革」(これもすばらしい論文です)等6論文を追加した「増補版」が出版されました[16].

第1章　医療経済・政策学の特徴と学習方法

　フュックス教授には，医療経済学の原理論，医療政策論，医療の実証分析の3部構成のいわば「医療経済・政策学」の生きた教科書が2冊あり，両方とも翻訳されています．それらは，江見康一・田中滋・二木立訳『保健医療の経済学』（勁草書房，1990.原著1986）と江見康一・二木立・権丈善一訳『保健医療政策の将来』（勁草書房，1995.原著1993）です．

　英語で書かれた医療経済学教科書は多数ありますが，2005～2006年の2年間（実質1年半）に出版された最新のもので，しかも私が一読に値すると思った本（簡単なコメント付き）を，コラム1に示します．

日本語で読める医療経済学の教科書

　これら以外に，日本語で読める医療経済学の教科書としては，次の3冊が手頃です．

- 柿原浩明『入門医療経済学』日本評論社，2004．
- 真野俊樹『入門　医療経済学――「いのち」と効率の両立を求めて』中公新書，2006．
- B・マックペイク他著，大日康史・近藤正英訳『国際的視点から学ぶ医療経済学入門』東京大学出版会，2004（原著2002）．

　最初の2冊の著者は共に医師出身の医療経済学研究者で，わが国の医療制度と医療の現実を踏まえつつ最新の経済理論にも目配りした意欲的な教科書です．3冊目はイギリスの定評ある医療経済学教科書で，新古典派医療経済学と医療の経済評価（臨床経済学）の両方をバランス良く解説しています．

　医療経済学のうち医療の経済評価（臨床経済学）に特化した教科書としては，次の2冊が最適です．これらは共に，国際的にも定評のある教科書の翻訳です．

- M・R・ゴールド他著，池上直己他監訳『医療の経済評価』医学書院，1999．（原著1996）
- M・F・ドラモンド他著，久繁哲徳他監訳『保健医療の経済的評価――その方法と適用』じほう，2003．（原著第2版,1997）（コラム1に紹介した

ように，本書の原著第 3 版が2005年に出版）

　医療経済学の教科書ではありませんが，制度派医療経済学のなんたるかを理解するためには，次の本（中級書）が必読書です．

・権丈善一『再分配政策の政治経済学――日本の社会保障と医療』慶應義塾大学出版会，2001．

　もちろん，『講座　医療経済・政策学』（勁草書房．全 6 巻）は，医療経済学研究者の必携書です．この講座以外の，日本語で書かれた医療経済学の主な教科書・関連書はコラム 2 に示します．

医療経済・政策学関連の英語雑誌と日本語雑誌

　医療経済・政策学の勉強と研究を行う上では，最新の英語文献に目を通すことも不可欠です．私は，医療経済・政策学関連の英語雑誌24誌を毎号チェックしています（コラム 3 参照）．それらの中で，良質の論文が特によく掲載されるのは，以下の 8 誌です（アルファベット順）：① Health Affairs, ② Health Policy, ③ Health Services Research, ④ Journal of Health Economics, ⑤ Journal of Health Politics, Policy, and Law, ⑥ Medical Care, ⑦ Medical Care Research and Review, ⑧ Social Science & Medicine.

　私はこれらの雑誌を1984年以来23年間チェックしていますが，そのたびに，少なくとも実証研究面では，日本とアメリカとの格差は絶望的なほど大きいと感じています．英語雑誌のチェックで強調したいことは，アメリカ以外の研究が掲載されている国際雑誌にも目を通す必要があることです．レスター・サローが強調しているように，国際化の時代にあっては，「相手国がしていることをいつもコピーできるわけではないが，それをいつも理解しなければならない」と思います[17]（2：214頁）．

　医療経済学の日本語論文が常時掲載される学術雑誌（レフリー付き）は以下の 4 つです．

○『医療経済研究』（2006年より医療経済学会・医療経済研究機構共同編集，年 2 回刊）．

○『医療と社会』(医療科学研究所,年4回刊).
○『日本医療経済学会会報』(日本医療経済学会,不定期刊).
○『病院管理』(日本病院管理学会,季刊).

これら以外に,『社会保険旬報』(社会保険研究所,月3回刊),『週刊社会保障』(法研,週刊),『病院』(医学書院,月刊)等にも時々興味深い論文が掲載されます.

おわりに——医療経済学の実証研究と医療政策との関係

最後に,医療経済学の実証研究と医療政策(提言)との関係について簡単に述べます.

この点について私が一番強調したいことは,実証研究のみでは政策の妥当性は評価できないこと,そのために政策について論じる場合には自己の価値判断の明示が必要なことです.このことは,古くから医療の経済評価の問題点,限界として指摘されてきたことです.たとえば,医療の経済評価(臨床経済学)の第一人者であるドラモンドは,25年前(1981年)から,「効率のみが意志決定における唯一の尺度ではなくそれ以外に平等なども制約条件として考慮しなければならない」ことを強調していました[18)19)].

そのために,私は,実証研究(しかもデータに大きな制約のある1つの実証研究)のみに基づいて「政策的含意」を語るのはきわめて危険だと思っています.

他面,医療経済学の知識と方法は,現実の医療・介護政策の分析(事実認識と「客観的」将来予測)を行う上で不可欠だとも考えています.手前味噌ですが,その実例としては,拙論「厚生労働省『医療制度構造改革試案』を読む」[20)]や「新予防給付の行方」[21)]をお読み下さい.

以上から私は,「学問の本質は『提言』ではなくて『分析』がメインになります.それが学者が他の人より強いところであって,[政策]提言は社会科学者の主目的ではない」という田中滋氏の指摘に大いに賛同します[22)].

付　記　本章は主として若い読者を対象にした医療経済・政策学「入門」のため，日本における医療経済学研究の歴史については紹介することができませんでした．この点については，日本の医療経済学の草分けである江見康一氏（一橋大学名誉教授）が，実体験も踏まえて詳細に報告されているので，参照して下さい23)．

文　献

（本文で示した文献は略した．翻訳がある文献はそれを示し，カッコ内に原著の出版年を示した）．

1) 権丈善一「医療経済学の潮流」『医療経済学の基礎理論と論点（講座　医療経済・政策学　第1巻）』勁草書房，2006，1～36頁．
2) 二木立『「世界一」の医療費抑制政策を見直す時期』勁草書房，1994，192頁．
3) Rice T : The Economics of Health Reconsidered Second Edition. Health Administration Press, 2003.
4) Feldstein PJ : Health Care Economics Sixth Edition. Thomson Delmar, 2005.
5) Phelps CE : Health Economics Third Edition. Addison Wesley, 2003.
6) Lohr KN, et al : Health services research : An evolving definition of the field. Health Services Research 37 (1) : 7-9, 2002.
7) Jones AM (ed): The Elgar Companion to Health Economics, Edward Elgar, 2006.
8) Wonderling D, et al : Introduction to Health Economics. Open University Press, 2005.
9) 漆博雄「わが国における医師の地域分布について」『季刊社会保障研究』22 (1)：51-63，1986．
10) 二木立「医療経済学の国際的動向」『介護保険と医療保険改革』勁草書房，2000，210-212頁．
11) V. R. フュックス著，二木立訳「医療経済学の将来」『医療経済研究』Vol. 8：91-105，2000．（原著2000）．
12) 西村周三「医療経済学会設立にあたって」『医療経済研究』18 (1)：2，2006．
13) K・J・アロー著，田畑康人訳「不確実性と医療の厚生経済学」『国際社会保障研究』27：51-77，1981．（原著1963）．
14) V. R. フュックス著，江見康一訳『サービスの経済学』日本経済新聞社，1974．（原著1968）．
15) V. R. フュックス著，江見康一訳『生と死の経済学』日本経済新聞社，1977．（原著1974）．
16) Fuchs VR : Who shall live ? Expanded Edition. World Scientific, 1998.
17) Thurow L : Head to Head. Willam Morrow and Company, 1992, p. 177.
18) Drummond MF : Principles of Economic Appraisal in Health Care. Oxford University Press, 1980, p. 5.
19) 二木立『医療経済学』医学書院，1985，71頁．

20) 二木立「厚生労働省『医療制度構造改革試案』を読む」『社会保険旬報』2261号：12-19, 2005.
21) 二木立「新予防給付の行方」『社会福祉研究』第95号：20-28, 2006.
22) 水野肇・川原邦彦監修『医療経済の座標軸』厚生科学研究所, 2003, 192頁.
23) 江見康一「戦後日本における医療経済研究の系譜と今後の課題」『生存科学』vol. 9, Series A : 67-80, 1998.

【コラム1】 英語で書かれた主な医療経済学教科書（2005~2006年出版分）

A．アメリカの教科書

『医療経済学［第6版］』(Feldstein PJ: Health Care Economics Sixth Edition. Thomson Delmar Learning, 2005, 541 pages)［中級教科書］

アメリカのもっとも伝統ある（新古典派）医療経済学教科書の最新版です（初版は1986年）．今回は1999年以来6年ぶりの改定ですが，製薬産業の章（第12章）が新しく加わった以外は，大きな構成上の変化はなく，マイナー・チェインジと言えます．

医療サービスが市場で取り引きされることを前提とした，医療の需要・供給分析，医療保険・医師・病院等の市場分析が中心です．費用便益分析・費用効果分析等の「医療の経済評価」の章はなく，本文でもほとんど触れていません．これらはアメリカの「主流派（新古典派）」医療経済学教科書にほぼ共通する特徴です．

『医療経済・政策学（第3版)』(Henderson JW: Health Economics and Policy Third Edition.South-Western Educational Publishing, 2005, 473pages)［中級教科書］

医療経済学の基礎理論と医療政策の経済分析を統合したユニークな教科書の最新版です．全5部18章（本文466頁）の大著ですが，アメリカの教科書としては平均的厚さです．第1～3部（保健・医療の経済学の適切性，需要側の考慮，供給側の考慮）は通常の医療経済学教科書と同じですが，第4部ではアメリカの医療費を増加させる特殊要因（confounding factors），第5部では医療提供の公共政策が検討されており，文字通り「医療経済・政策学」と言えます．

アメリカの大半の医療経済学教科書が医療技術を正面から論じていないのと異なり，本書の第4部第13章医療における技術（Technology in Medicine）では，医療技術の包括的な経済分析が行われています．それは，医療技術の普及，臓器移植技術の事例研究，製薬産業の3本柱で，第1の柱では，「技術進歩の経済学」，「技術の諸レベル」，「技術の普及における保険の役割」が簡潔に説明されています．

本書のもう1つの魅力は，各章の最後に高名な医療経済学研究者の簡潔なプロフィルが付けられていることであり，これらだけでも一読に値します（アロー，ボーリー，フェルドスタイン，ラインハルト，シュワルツ，ベッカー，スローン，フュックス，ダンツオン，ニューハウス，イグルハート，ゴドマン，カリヤー，エントーベン）．

コラム1

『医療経済学入門』(Johnson-Lans S : A Health Economics Primer. Addison Wesley, 2006, 363 pages)［初級教科書］

アメリカの医療経済学の最新の初級教科書です．全5部で構成され，第1～3部は，通常のアメリカの教科書と同じく，医療経済学の基本的領域——医療，保険，医療提供制度——をカバーしています．アメリカの教科書には珍しく，第4部で費用便益分析・費用効果分析と医療における技術革新の役割，第5部で発展途上国を含めた医療制度の国際比較を解説しているのが特徴です．特に，第10章医療における技術の役割は，①技術進歩のプロセス，②技術の普及，③技術進歩と医療費との関連，④医療価格の上昇率を測定するための諸物価指数の利用について，簡潔に説明しています．アメリカの医療経済学教科書としては，例外的にバランスが取れていると思います．

『健康と医療の経済学［第5版］』(Folland S, et al : The Economics of Health and Health Care Fifth Edition. Pearson Education, 2007, 607 pages（実際の出版は2006））［中級教科書］

現在版を重ねているアメリカの医療経済学教科書としては，Feldsteinの本（初版1986年），Phelpsの本（同1992年）に次いで長い歴史を持つ本（同1993年）の最新版です．新古典派理論に基づいていますが，新古典派ミクロ経済学一点張りのFeldsteinやPhelpsの本と異なり，費用便益分析等の医療の経済評価が重視されていること（第3章経済効率と費用便益分析），医療技術の分析にも1章が割かれていること（第6章医療の生産，費用と技術）等，アメリカの教科書としては比較的バランスが取れています．そのため，日本でもこれをテキストにして医療経済学の講義を行っている大学院もあると聞いています．

B．イギリスの教科書・辞典

『医療経済学辞典』(Culyer AJ : The Dictionary of Health Economics, Edward Elgar, 2005, 390 pages）

本書は医療経済学の泰斗カリヤー教授（イギリス・ヨーク大学）が1人で著した本格的な医療経済学辞典です．医療経済学用語だけでなく関連分野（疫学，医療社会学，医療統計学，医療政策，医療管理学・医療サービスマネジメント学，公衆衛生学等）の基本用語もかなり収録されています．各用語の簡潔な説明・定義（「情報と事実」）に加えて，医療経済学の鍵概念あるいは論争が続いている用語については，著者の

率直なコメント・意見（「ミニ講義」）が書かれているのが魅力です．医療経済・政策学の研究者必携の辞典と言えますが，かなり高いのが難点です（アマゾン：消費税込みで20,498円）．

なお，ほぼ同名の英語の医療経済学辞書がもう1冊あります（Earl-Slater A : Dictionary of Health Economics, Radcliffe Medical Press, 1999, 159 pages）．ただしこちらは，イギリスの医療職向けの初級辞書で，少なくとも日本人には役に立ちません．

『医療専門職のための医療経済学入門』(Phillips CJ : Health Economics : An Introduction for Health Professionals. Blackwell, 2005, 151 pages) [初級教科書]

「医療経済学は財政だけでなく，質的・評価的概念に関する幅広い領域をカバーし，それらは簡潔に説明される必要がある」との視点から，イギリスの医療専門職のために書かれた医療経済学入門書です．以下の7章から構成されています：第1章序章，第2章医療サービスの組織と財政，第3章医療の費用，第4章医療の便益（アウトプットとアウトカム），第5章経済学的視点からの医療介入の評価，第6章意志決定における医療経済学の役割，第7章将来展望．アメリカの医療経済学教科書では定番の医療保険，医療市場，医療需要等の章がない（索引にもない！）反面，医療の経済評価（臨床経済学）の記述が充実しているのが本書の特徴です．

『保健医療プログラムの経済分析の方法（第3版）』(Drummond MF : Methods for the Economic Evaluation of Health Care Programmes-3rd Edition. Oxford University Press, 2005, 379 pages) [中級教科書]

定評ある医療の経済評価（臨床経済学）の世界的教科書の第3版で，第2版（1997年）以来の理論と応用の進歩に対応させるため，全体の45％を書き換えたそうです．なお，第2版は久繁哲徳氏らが監訳しています（『保健医療の経済的評価—その方法と適用』じほう，2003）．

『医療の経済評価のエッセンス』(Elliott R et al : Essentials of Economic Evaluation in Healthcare. Pharmaceutical Press, 2005, 235 pages) [初級教科書]

イギリスとノルウェイの2人の医療経済学者が書いた，（医療）経済学の知識がほとんどない医系学生，特に薬学部の学生・院生向けの，医療の経済評価（臨床経済学）の初級教科書です．

『医療経済学入門』(Wonderling D, et al : Introduction to Health Economics. Open University Press, 2005, 265 pages) [初級教科書]

本書は，「公衆衛生学を理解する」シリーズ（全20冊）の1冊で，イギリス・ロ

コラム1

ンドン大学衛生学・熱帯医学大学院所属の3人の医療経済学者の共著です．大半の医療経済学教科書が先進国のみを対象にしているのと異なり，本書の特徴は「国際的視野」を持ち，所得水準の異なる国々の公私医療制度を検討していることです．以下の5部構成です：第1部経済学と医療経済学，第2部供給と需要，第3部市場，第4部医療財政，第5部経済評価．枠組みは新古典派ですが，イギリスの教科書らしく，医療の経済評価（臨床経済学）も含んでいます．

『エルガー社版医療経済学便覧』(Jones AM (ed): The Elgar Companion to Health Economics, Edward Elgar, 2006, 565 pages)[中級教科書]

全9部50章からなる医療経済学の小百科事典で，各章の参考文献も充実しています．編者はイギリス・ヨーク大学の医療経済学教授で，そのためにアメリカの教科書と異なり，医療の経済評価（臨床経済学）が2つの柱の1つとされ，3部18章が割かれています．

本書の構成は，以下の通りです．

国民の健康と医療システム
第1部　国民の健康
第2部　医療の財政，費用と消費
第3部　健康と医療における公平
第4部　医療市場の組織
第5部　医療提供者への支払い，インセンティブと行動
第6部　医療組織のパフォーマンスの評価
医療の評価
第7部　便益の測定
第8部　費用の測定と統計的事項
第9部　経済的評価と意思決定

【コラム2】 日本語で書かれた医療経済学の主な教科書・関連書

　主として1990年代以降に出版された『講座　医療経済・政策学』(勁草書房．全6巻)以外の本を例示しました．分類別にほぼ発行年順ですが，同じ著者の本はまとめて示しました．…以下は私のコメント，ゴチックは私が特にお奨めする本です．

1　入門的教科書・概説書

野村拓・松田亮三『わかりやすい医療経済学』看護の科学社，1997．
川渕孝一『わかりやすい医療経済学』日本看護協会出版会，1998．
尾形裕也・他編『看護経済学──マネジメントの基礎』法研，2002．
長田浩『医療・看護の経済論』勁草書房，2002．
　…以上4冊は看護師・看護学生向けに書かれた教科書．
中木高夫・安川文朗・他『看護経済学入門──看護コストを考える』看護科学社，2000．
　…「看護におけるコストの問題を，看護実践の中から発見」するための「問題提起」．
岡本悦司『ケアエコノミクス──医療福祉の経済保障』医学書院，2001．
　…参考文献の大半は，著者のウェブサイトで閲覧可能．
水野肇・川原邦彦監修『医療経済の座標軸』厚生科学研究所，2003．
　…医療経済フォーラム・ジャパンの講演録．第1章医療経済の基礎の田中・西村報告は有用．
柿原浩明『入門　医療経済学』日本評論社，2004．
　…主流派（新古典派）ミクロ経済学を分かりやすく解説．著者は臨床医兼経済学者．
大内講一『やさしい医療経済学』勁草書房，2005．
　…「優しい心」を持って，医療経済学と医療制度を「初歩から学ぶ入門書」．
長谷川敏彦・松本邦愛編『医療を経済する──質・効率・お金の最適バランスをめぐって』医学書院，2006．
真野俊樹『入門　医療経済学──「いのち」と効率の両立を求めて』中公新書，2006．
　…経済学のさまざまな潮流と医療に関連する最新の理論を幅広く紹介．

コラム2

久繁哲徳『最新医療経済学入門』医学通信社，1997.
　…日本人が書いた臨床経済学の唯一の概説書．
T・ジェファーソン他，酒井・森田訳『シナリオで学ぶ医療経済学入門』サイエンティスト社，2000.
　…イギリスの臨床経済学入門書．非常に実用的で，各章の推奨文献も充実．

2　中級・上級の教科書的本（日本人の著作）

二木立『医療経済学――臨床医の視角から』医学書院，1985.
二木立『現代日本医療の実証分析――続 医療経済学』医学書院，1990.〈絶版〉
二木立『日本の医療費――国際比較の視角から』医学書院，1995.
西村周三『医療の経済分析』東洋経済，1987.〈絶版〉
西村周三『医療と福祉の経済システム』ちくま書房（新書），1997.
西村周三『保険と年金の経済学』名古屋大学出版会，2000.
　…保険と年金の経済理論の上級書．新古典派理論とは異なる非期待効用理論を紹介．
田中滋『医療政策とヘルスエコノミクス』日本評論社，1993.
　…医療経済学と医療政策の基本概念を簡潔に説明．「社会の価値規範」を重視．
広井良典『医療の経済学』日本経済新聞社，1994.
郡司篤晃『医療システム研究ノート』丸善プラネット，1998.
　…第5～9章は「正統的な医療経済学の教科書」（著者）．
権丈善一『再分配政策の政治経済学――日本の社会保障と医療』慶應義塾大学出版会，2001.
　…制度派経済学の立場からわが国と欧米の医療・社会保障（費・政策）を分析．
兪炳匡『「改革」のための医療経済学』メディカ出版，2006.
　…アメリカの医療経済学研究の最新成果に基き，日本の医療制度改革に警鐘を鳴らす．
漆博雄編『医療経済学』東京大学出版会，1998.
　…日本語で書かれた初めての新古典派医療経済学の教科書．
井伊雅子・大日康史『医療サービス需要の経済分析』日本経済新聞社，2001.
　…新古典派理論に基づき，ミクロデータ（個票）を駆使して「患者の需要」を実証分析．

大日康史編著『健康経済学』東洋経済新報社，2003．
　…新古典派理論に基づく実証研究論文集．「健康経済学」は編著者の造語．
鴇田忠彦編著『日本の医療改革――レセプトデータによる経済分析』東洋経済新報社，2004．
　…新古典派理論に基づく，レセプトデータを用いての実証研究論文と政策提言．

3　中級・上級の教科書的本（翻訳書）

V・R・フュックス，江見康一訳『生と死の経済学』日本経済新聞社，1977．〈絶版〉
　…医療経済学の超古典．著者は世界的にもっとも尊敬されている医療経済学者．
V・R・フュックス，江見・二木・田中訳『保健医療の経済学』勁草書房，1990．
V・R・フュックス，江見・二木・権丈訳『保健医療政策の将来』勁草書房，1995．
　…この2冊は論文集．ともに，医療経済学原論，実証研究，政策分析の3本柱．
G・ロッシュ著，藤野志朗監訳『医療経済学入門』春秋社，1980．〈絶版〉
　…フランスの医療経済学教科書．
M・R・ゴールド他，池上・池田・土屋監訳『医療の経済評価』医学書院，1999．
　…臨床経済学の高度な理論・概説書．
M・F・ドラモンド他，久繁・他監訳『保健医療の経済的評価』じほう，2003．
　…定評ある臨床経済学教科書の第2版．
エリス・モシアロス他，一圓光弥監訳『医療財源論――ヨーロッパの選択』光生館，2004．
　…EU各国の経験に基づいて，公平で効率的な医療保障の財源政策について幅広く検討．
B・マックペイク他，大日・近藤訳『国際的視点から学ぶ医療経済学入門』東京大学出版会，2004．
　…バランスの取れたイギリスの医療経済学教科書．

4　医療経済学の関連図書

川上武『技術進歩と医療費――医療経済論』勁草書房，1986．
川上武『戦後日本医療史の証言――一研究者の歩み』勁草書房，1998．
二木立『90年代の医療――「医療冬の時代」論を越えて』勁草書房，1990．

コラム2

二木立『複眼で見る90年代の医療』勁草書房，1991．
二木立『90年代の医療と診療報酬』勁草書房，1992．
二木立『「世界一」の医療費抑制政策を見直す時期』勁草書房，1994．
二木立『保健・医療・福祉複合体——全国調査と将来予測』医学書院，1998．
二木立『介護保険と医療保険改革』勁草書房，2000．
二木立『21世紀初頭の医療と介護——幻想の「抜本改革」を超えて』勁草書房，2001．
二木立『医療改革と病院——幻想の「抜本改革」から着実な部分改革へ』勁草書房，2004．
池上直己『医療の政策選択』勁草書房，1992．
池上直己，J・C・キャンベル『日本の医療』中央公論社（新書），1996．
池上直己『ベーシック医療問題〈新版〉』日本経済新聞社（文庫），2002．
　　…この2冊は日本医療の歴史と特質を学ぶための最良の書．新書・文庫だが内容は高度．
尾形裕也『21世紀の医療改革と病院経営』日本医療企画，2000．
真野俊樹『日本の医療はそんなに悪いのか——正した方がいい30の誤解』薬事日報社，2001．
川渕孝一『医療改革——痛みを感じない制度設計を』東洋経済新報社，2002．
山崎康彦・尾形裕也編著『医療制度改革と保険者機能』東洋経済新報社，2003．
厚生省『平成7年版厚生白書：医療——「質」「情報」「選択」そして「納得」』1995．
社会保障研究所編『医療保障と医療費』東京大学出版会，1996．

【コラム3】 私が毎号チェックしている医療経済・政策学関連の英語雑誌

　私は，以下の英語雑誌24誌を毎号チェックしています．ただし，全体に目を通すのは The Economist と Health Affairs の 2 誌だけで，他は目次と書評欄のみをチェックし，興味を持った論文をコピーして，要旨中心に拾い読みしています．

　The Economist は，医療雑誌ではなく，経済分野を中心とした総合国際雑誌ですが，日本の新聞や雑誌がほとんど報じない，イギリスやアメリカの医療・社会保障改革の内幕記事も，時々掲載されます．この雑誌は，近年「アメリカ一極主義」が著しい Time や Newsweek と異なり，文字通り全世界の政治・経済の最新の動きを「リベラル」な立場から報道・論評しているので，丁寧に読み続けると，幅広い教養と一歩進んだ英語読解力が身につきます．　Health Affairs は，アメリカで研究者・実務家にもっともよく読まれている医療経済・政策学の総合雑誌です．

　私が個人購読している洋雑誌はこの 2 誌だけで，他のほとんどの雑誌は日本福祉大学図書館で，月に 1 回ずつ，まとめてチェックしています．

　New England Journal of Medicine と Journal of the American Medical Association (JAMA.「アメリカ医師会雑誌」) は世界最高峰の臨床医学雑誌ですが，医療経済・政策学関連の高水準な実証研究や評論もときどき掲載されます．ただし，なぜか両雑誌とも，最近は，臨床経済学以外の医療経済学の論文はほとんど掲載されなくなりました．

　それ以外の雑誌（20誌）は，アルファベット順に掲載しました．ここで「国際雑誌」と書いたのは，毎号，アメリカ以外の研究者の論文が多数掲載される学術誌で，ヨーロッパ諸国・カナダ・豪州およびアジア諸国の医療政策や研究動向を知る上で有用です．それ以外の雑誌は，アメリカの学会誌または専門誌・業界誌で，アメリカ医療の研究・論評がほとんどです．これら以外に，アメリカの広義の医療「産業」の最新の動きを知るためには，Modern Healthcare（週刊）を，イギリスの医療の最近の動きを知るためには British Medical Journal（週刊）もチェックする必要があります．医薬品経済学の研究動向を知るためには，PharmacoEconomics（月刊）が不可欠です．文献検索面での私の弱点は，経済学プロパーの雑誌に時々掲載される医療経済学関連の論文をキチンとフォローできていないことです．

○ The Economist（週刊）…世界最高の総合雑誌．

コラム3

○ Health Affairs（季刊）…アメリカでもっとも良く読まれている医療雑誌．
○ New England Journal of Medicine（週刊）…高水準の医学・医療雑誌．
○ Journal of the American Medical Association（JAMA）（週刊）…同上．
○ American Journal of Public Health（月刊）…学会誌（アメリカ公衆衛生学会）．
○ Gerontologist（隔月刊）…学会誌（アメリカ老年学会）．
○ Health Care Financing Review（季刊）…アメリカ厚生省発行．
○ Health Care Management Review（季刊）…医療マネジメントの学術論文と論評が多い．
○ Health Economics（月刊）…国際医療経済学会（iHEA）の準学会誌．国際雑誌．臨床経済学関連の論文が多い．
○ Health Policy（月刊）…「医療政策」の国際雑誌．
○ Health Services Management Research（季刊）．国際雑誌（イギリスの研究所発行）．
○ Health Services Research（隔月刊）…学会誌（Academy Health）．
○ Hospitals and Networks（月刊）…病院業界誌で，学術論文は掲載されない．
○ Inquiry（季刊）…医療保険関連の論文が多い．
○ International Journal for Quality in Health care（季刊）…学会誌．国際雑誌．
○ International Journal of Health Services（季刊）…医療政策中心の左派系国際雑誌．
○ International Journal of Technology Assessment in Health Care（季刊）…学会誌．医療技術評価・政策の国際雑誌．
○ Journal of Healthcare Management（隔月刊）…医療管理職団体機関誌．
○ Journal of Health Economics（隔月刊）…国際医療経済学会（iHEA）の準学会誌．国際雑誌．
○ Journal of Health Politics, Policy and Law（隔月刊）…13学会が普及協力の学術誌．準国際雑誌（時々，高水準の国際比較研究やアメリカ以外の研究者の論文が掲載される）．
○ Medical Care（月刊）…学会誌（アメリカ公衆衛生学会医療部会）．
○ Medical Care Research & Review（季刊）…高水準の総説がよく掲載される．
○ The Milbank Quarterly（季刊）…アメリカで最も伝統のある医療雑誌．
○ Social Science & Medicine（月2回刊）…医療全般の国際雑誌．

【コラム4】 私の好きな名言——医療経済・政策学研究者に必要な資質

○G・ロッシュ（フランスの医療経済学者）「経済学，統計学，あるいは情報科学を医師に教えることは比較的容易である．（中略）／これに反して，他の専門分野の人に医学知識を習得させることは，たとえ最低限の知識でも非常に困難である．実際，このためには患者との接触や臨床経験が，少なくとも7ないし10年は必要である．しかしながら〈科学の精神〉がなければ医師は科学的な経済学を研究する資格はない．ところが医師はその〈科学の精神〉を十分わがものにできないことがよくあり，単なる〈臨床家〉にすぎず，その関心は個々の〈症例〉に限られ，一般化を考える能力がないことが多いのである．（中略）／医療機関及びその機構の驚くべき発展に合理的に対処しようとするならば，経済的な専門知識をもつ多くの医師が必要になる」（藤野志朗訳『医療経済学入門』春秋社，1980，29-31頁）．

——私は25年前にこの本を読んだとき，「単なる臨床家」ではなく「経済的な専門知識を持つ医師が必要」との指摘に啓示を受け，「自分の出番！」と，常勤医を辞めて医療経済学研究者になる決意を一層強めました．

○J・K・ガルブレイス「文章修行——私はわかりやすい英語で説明できないことはないという強い確信を持っている．経済学者の論文には難解なものが多いが，これはテーマが難しいからではない．十分に考えたうえで書いていないことに原因がある．あるいは，不十分な考えを悟られまいとしてわざわざ難しく書いているのだ」（「日本経済新聞」2004年1月14日朝刊「私の履歴書」⑫）．

○伊東光晴「経済学者というのはコモンセンスがなければだめです．異常な，極端な性格の人間は芸術家としては成功するけれど，社会科学者としてはだめです」（河合正弘氏との「対談 デフレに有効な政策はありうるか」『世界』2002年5月号，138頁）．

——私は，「極端な性格」でなくても，コモンセンスの本来の意味である「常識」・「良識」がないと良い研究はできない，そして医療経済学上のコモンセンスを身につけるためにはフュックスが助言しているように「医療技術と制度についてたくさん学」ぶことが不可欠だと思っています．

コラム4

○A・C・エントーベン「医療の効率の研究のためには，医学，経済学，心理学，他の社会科学，統計学及び関連する定量的手法のブレンドが必要である」(Enthoven, A.C. "Theory and Practice of Managed Competition in Health Care Finance," North-Holland, 1988, p. 21).

○ケインズ「経済学の大家はもろもろの資質のまれなる組み合わせを持ち合わせていなければならない…….（中略）彼は，ある程度まで，数学者で，歴史家で，政治家で，哲学者でなければならない．［以下，延々と続くが略］」(大野忠男訳『ケインズ全集　第10巻　人物評伝（第14章アルフレッド・マーシャル）』東洋経済，1980，232-233頁).

私は1972年に社会人（病院勤務医）になって以来35年間，その時々に心に響いた名言・警句をB5判カードにコピーまたは転記し，「名言ファイル」に保存しています．その情報源は，新聞記事，雑誌論文・記事，単行本，テレビ番組や諸会議での発言のメモ等，さまざまです．これらは，以前から，大学院教育（演習や講義での「イントロ」）で用いていましたが，2005年2月からは「二木立の医療経済・政策学関連ニューズレター」に「私の好きな名言・警句」コーナーを設けて，毎号紹介するようにしています．本章と第2章のコラムでも，それのごく一端を紹介します．

第2章　医療政策の将来予測の視点と方法

はじめに

　私は，1985年に東京・代々木病院の臨床医から日本福祉大学教授に転身して以来22年間，医療経済学の視点から，日本の医療と医療政策の実証分析と将来予測および改革提言を行ってきました．同分野の他の研究者にみられない私の研究の特徴の1つは，現状分析だけでなく，将来予測にも挑戦し続けていることです．

　ただし，私が行うのはあくまで医療「政策」の予測であり，医療「政治」の予測は行いません．2005年9月の郵政選挙のように，「政界は一寸先は闇」（故川島正次郎自民党幹事長の名言）だからです．また，私は医療政策の短期的（数年）かつ定性的予測のみを行います．医療政策の長期的・定量的予測は学問的に不可能であり，趣味的になってしまうからです．2000年前後には「21世紀の医療」と銘打った本や論文が多数発表されましたが，私が2001年に出版した本の書名は『21世紀初頭の医療と介護』であり，「初頭」とは21世紀の最初の10年間の意味でした[1]．

　本章では，私自身が22年間の研究と経験を通して身につけた，医療政策の将来予測の視点と方法について，できるだけ具体的に紹介します．

私の将来予測の2つの原点

　本題に入る前に，私が医療政策の将来予測を行うようになった2つの原点，私の予測実績，および私の医療政策研究の2つの心構え・スタンスについて簡単に述べます．

第2章 医療政策の将来予測の視点と方法

　私が将来予測を行うようになった原点は2つあります．1つは，私が修業時代に医療問題分析の方法論（特に医療技術論）を身につけるために勉強した武谷三男先生（故人）の科学技術論（いわゆる武谷理論）が予測とその検証を非常に重視していたことです．「われわれはさらに理論について，理論が現実に対して有効である事を要求する．すなわち予測が，新たに現れる現実に一致する事，かくしてまた理論の示す所に拠ってわれわれが行動してその行動がわれわれの目的に到達する事を要求するのである」[2]

　もう1つは，私のリハビリテーション医時代の「必要」でした．私は，1970年代に代々木病院で脳卒中患者の早期リハビリテーションに携わっていましたが，当時きわめて限られていたリハビリテーション資源（施設・スタッフ）を効果的・効率的に用いるためには，脳卒中患者の最終自立度（特に歩行自立の可否）を早期かつ正確に予測することが不可欠でした．そのために私は，臨床研究に基づいて各種の「予測基準」を開発するとともに，正確な予測の基礎は「脳卒中患者の障害の構造の研究」にあると考えて多変量解析を用いた研究を行い，それにより学位を取得しました[3][4]（これについては，**第4章**の1で詳しく述べます）．

　「三つ子の魂百まで」と言いますが，予測とその検証を重視するこの習性は日本福祉大学教授に転身した後も続いています．

　ただし，医療政策の将来予測は研究者の単なる「趣味」ではなく，個々の医療機関が経営の将来見通しを立てる上でも，医療団体が国民医療改善の運動を効果的に進めるための戦略・戦術を確立するためにも不可欠だ，と考えています[5]（1頁）．しかも，正確な予測を行うためには現状分析を厳密に行わなければならず，「学問の本質である……分析」（田中滋氏．第1章のおわりに参照）を深めることもできます．

私の予測実績

　私の将来予測の的中率は概ね7～8割です（以前は9割と自称していましたが，最近，これは過大だったと反省しています）．研究者の中には，「起きるこ

とをことごとく当ててきた」と豪語する方もいますが（金子勝氏．「日医ニュース」第1044号，2005），私は社会現象についてこのようなことはありえないと思います．

私の予測が的中した例をあげますと，2000年に予定されていた「医療保険制度抜本改革（医療ビッグバン）」が幻想にすぎないと，その2年前に予測しました[6]．2001年6月に小泉内閣が経済財政諮問会議「骨太の方針」を閣議決定した直後に，医療分野にも市場原理を導入する「新自由主義的3改革の全面実施は困難」と正確に予測しました[7]．さらに，2002年には，当時医療界をにぎわしていた「一般病床＝急性期病床半減説」が厚生労働省の方針と医療法第4次改正の誤読に基づく虚構・幻想にすぎないことも明らかにしました[8]．

逆に，私は，自己の将来予測やその出発点となる事実認識に誤りがあることが判明した場合は，すぐに訂正しています．最近では，医療制度改革関連法が成立した直後に執筆した拙論「2006年診療報酬改定の意味するもの」で，私が2005年に行った「2006年医療制度大改革は行われない」との予測の誤りとその原因を自己反省しました[9][注]．予測を誤る原因については，本章の最後で検討します．

私の医療政策研究の2つの心構えとスタンス

私は，医療政策の将来予測を含めた医療政策研究を行うときに，次の2つの心構え・スタンスを持っています．これについて詳しくは，**第4章の2**で述べます．

1つは，医療改革の志を保ちつつ，リアリズムとヒューマニズムとの複眼的視点から研究を行うことです．リアリズムだけでは現状追随主義に陥ってしまいますが，リアリズムを欠いたヒューマニズムでは観念的理想論になってしまうからです．

もう1つは，日本の医療と医療政策についての事実認識，「客観的」将来予測と自己の価値判断（あるべき論）を峻別するとともに，それらの根拠を

示して「反証可能性」を保つことです．ここで「客観的」将来予測とは，私の価値判断は棚上げして，現在の諸条件が継続すると仮定した場合，今後生じる可能性・確率がもっとも高いと私が判断していることです．ただし，自然科学と異なり，社会科学では，これらの区別はあくまで相対的・概念的です．

1　医療経済学の視点からの医療政策の「客観的」将来予測

　医療政策を分析する方法は多様であり，私の専門とする医療経済学的方法以外にも，社会学的方法，政治学的方法，法学的方法等があります．しかし，私は少なくとも医療政策の「客観的」将来予測に関しては，医療経済学の視点に基づいた分析・予測が一番有効だと考えています．

　私は，15年前（1991年）に出版した『複眼でみる90年代の医療』で，旧「厚生省の政策選択基準はあくまで医療費抑制（正確には公的医療費抑制）」であり，「**厚生省は医療費増加を招くことが明かな政策は，特別の事情がない限り選択しない**という視点から，厚生省の医療政策を評価すること」を強調し，「こうすれば，厚生省が打ち出しているさまざまな政策アドバルーンのうち，実際にどれが採用されるかをかなり正確に予測できる」と指摘しました．併せて，「**特別の事情の1つ**」として，アメリカからの「**外圧による政策変更**」をあげました[1]（13，29頁）．このような複眼的視点を確立した経過については，『医療改革と病院』でも紹介しています[10]（92頁）．

　この視点は21世紀初頭の医療改革の「客観的」将来予測を行う上でも，きわめて有効です．はじめにでも述べましたように，私は2001年6月に小泉内閣が経済財政諮問会議「骨太の方針」を閣議決定した直後に，医療分野にも市場原理を導入する「新自由主義的3改革の全面実施は困難」と正確に予測しました．当時，小泉内閣は支持率8割を超える絶頂期であったにもかかわらず，私がこう予測した理由の1つは，医療経済学では医療分野への市場メカニズムの導入が医療費増加を招くことは常識であり，それが医療費抑制と

いう「国是」と矛盾することに着目したからでした．私はこれを，「**新自由主義的医療改革の本質的ジレンマ**」と呼んでいます[10]（21頁）．

2　21世紀初頭の医療・社会保障改革には3つのシナリオ

私は，21世紀初頭の医療政策の現状分析（事実認識）と「客観的」将来予測を行う分析枠組み（パラダイム）として，「3つのシナリオ」説を提唱しています．これは，2000年に行った講演録で初めて発表し，翌2001年に出版した『21世紀初頭の医療と介護』で包括的に提唱したもので，21世紀初頭（正確には1990年代末以降）の医療・社会保障改革には3つのシナリオがあるとするものです[2]（序章）．これについては，次の**第3章**で詳述しますので，ここでは簡単にその概略を紹介します．

第1のシナリオは，医療・福祉分野にも市場原理を全面的に導入し，究極的には国民皆保険・皆年金制度の解体を目指す新自由主義的改革．第2のシナリオは，厚生労働省が1990年代半ば以降進めている改革で，国民皆保険・皆年金制度の大枠は維持するが，それの給付範囲と給付水準を制限・抑制して，それを超える全額自費の2階部分を奨励・育成する，社会保障制度の公私2階建て化政策．第3のシナリオは，公的医療費・社会保障費用の総枠拡大です．

この3つのシナリオ説は，1990年代以降の医療政策の分析に基づいて，いわば帰納法的に導き出しました．これのポイントは，1990年代末から，政府・体制の改革シナリオが第1のシナリオと第2のシナリオの2つに分裂していることです．特に，2001年に小泉内閣が成立してからは，この2つのシナリオの対立が激化しています．私はこのような「体制内矛盾」を見落とすと，医療政策の正確な将来予測はできないと考えています．

たとえば，私は2001年6月に閣議決定された経済財政諮問会議「骨太の方針」中の医療制度改革方針は2つのシナリオの妥協の産物，あるいは両シナリオの混合と評価し，このためもあり全面的実施は困難と予測しました．そ

れに対して，医療関係者や医療団体の多くは，「骨太の方針」＝政府の一枚岩の方針と誤解したために，それが全面的に実施されると予測しました．

ここで注意しなければならないことは，2003年前半の一連の閣議決定で新自由主義的医療改革が挫折したためもあり，かつては国民皆保険制度解体を提唱した第1のシナリオの推進者（八代尚宏氏等）も，最近では，表向きは国民皆保険制度を是認するようになっていることです．そのために，医療保険制度改革に限定すれば，全面的な公私2階建て化を主張する第1のシナリオと部分的・限定的な2階建て化をめざす第2のシナリオは，表面的には類似しているようにも見えます．しかし，混合診療の解禁や株式会社による医療機関経営の解禁をめぐって，規制改革・民間開放推進会議と厚生労働省との激しい対立が現在も継続していることからも分かるように，第1・第2のシナリオの違いは大きく，収斂・一体化する見通しは立っていません．

3　3種類の研究や調査に基づいて「客観的」将来予測

次に，私の医療政策の将来予測の具体的方法（手法）を紹介します．

私は，「客観的」将来予測を行う上で，もっとも大事なことは，「原理からではなく事実から出発する」（エンゲルス）ことだと考えています[11]．具体的には，次の3種類の研究や調査に基づいて，「客観的」将来予測を行っています．

第1は，日本医療の構造的変化の徹底的な**実証分析**です．私の代表的な調査研究は，1980年代後半に行った病院チェーンの全国調査[12]と，1990年代後半に行った「保健・医療・福祉複合体」（以下，「複合体」）の全国調査[13]で，これらはわが国の医療提供制度の分析枠組み（パラダイム）を転換した実証研究です．私の実証分析の方法と特徴については，**第4章**の3で詳しく述べます．

第2は，自己の臨床経験に即して判断すると共に，それを補足するために新しい動きが注目される医療機関を個々に訪問し，そこから生の情報を得る

ことです．これは**フィールド調査**とも言えます．私は，今まで，北は北海道から，南は沖縄県まで，全国100カ所以上の病院や「複合体」等を訪問調査しました．

第3は，政府・厚生労働省の公式文書や政策担当者の講演記録を分析する，いわば**文献学的研究**です．

私は，政府・厚生労働省の各種審議会や委員会等の委員になったことは一度もなく，官庁サイドから特別の情報（特に非公開情報）を提供されることはありませんが，公開情報をていねいに収集・分析すれば，必要な情報はだいたい手に入ります．ただし，そのためには，学術雑誌やメジャーな雑誌だけでなく，日刊紙，マイナーな雑誌，広報・PR紙誌，および内閣府・厚生労働省のホームページ等にも幅広く目を通す必要があります．私は約140紙誌を定期的にチェックしています．

ここで注意しなければならないのは，政策担当者の講演には，彼らの最大限願望やアドバルーンが含まれているのが普通なことです．そのために私は，厚生労働省関係者や医療ジャーナリストと公式・非公式に接触して彼らの「本音」を聞いたり，「裏」をとっています．2004年4月までは東京・代々木病院で毎週1日診療を行っていたので，上京した日の夜（時に早朝）に，彼らと意見・情報交換のための飲み会や食事会（割り勘）を行っていました．代々木病院での診療を終了してからは，上京回数が減ったため，この機会はだいぶ減りましたが，その代わりに，信頼関係のある厚生労働省関係者や医療ジャーナリスト，行政の内幕に詳しい研究者と，随時，電子メールで非公式の（つまりお互いに秘密厳守の）意見・情報交換をしています．

この手法も，先述した『複眼でみる90年代の医療』で確立しました[1]（4頁）．

医療関係者や医療団体の多くは，医療政策・医療制度改革＝厚生労働省による法・行政制度の改革と理解しているため，第3の方法のみを用いて医療政策の将来予測を行いがちです．しかし，日本の医療制度改革は，厚生労働省が一方的に法律・制度を立案し，医療団体や医療施設がそれに従うという

単純な上下関係にはなく，一部の医療施設や医療団体が先進的活動を展開し，それらを厚生労働省が後追い的に政策化してきた側面も無視できません．そのために，第1・第2の方法により，日本医療内部の構造的変化をマクロ的かつミクロ的に把握し，それを第3の方法により得られた知見と統合することが不可欠です．

4　政府・厚生労働省の公式文書の分析の3つのポイント

ここで，「客観的」将来予測の第3の手法である政府・厚生労働省の公式文書や政策担当者の講演記録の分析について，私が経験的に身につけたノウハウを紹介します．医療関係者や医療団体の多くは，政府・官庁の各種公式文書の重み・序列や相互関係，新旧文書の異同を無視して，一括して検討・批判していますが，そのような粗雑な方法では医療政策のリアルな分析はできず，将来予測も誤ります．

まず公式文書の分析のポイントは，以下の3つです．**第1は各種文書の序列・重みづけを常に意識して分析**することです．具体的には，法律，法案，閣議決定，各省庁の公式文書，各省庁の審議会・委員会等の最終報告，同中間報告等の序列です．法律・法案を別にすれば，現実の制度改革がどのように行われるのかを判断する上でもっとも重要な公式文書は閣議決定であり，それ以外の公式文書はそれに従属します．また，各省庁は，閣議決定に少しでも自省庁の方針が反映されるように，閣議決定前に各省庁の最大限願望を述べたさまざまな文書を発表しますが，閣議決定以降は，それらは「死文書」になります．

第2は各省庁の公式文書の相互関係と異同に注意することです．先述したように，21世紀初頭の医療・社会保障改革をめぐっては政府・体制内に深刻な対立がありますので，閣議決定を除いては，各省庁の公式文書の主張の違いを無視して（それらを混同して）「政府」の改革方針を論じると，判断と予測を誤ります．たとえば，第1のシナリオ寄りの文書（経済財政諮問会議や規

制改革・民間開放推進会議，あるいは日本経団連等の文書）と第2のシナリオの文書（厚生労働省の文書）の違いを無視して，両者を単純に接ぎ木して小泉内閣の「医療構造改革」を論じることです．

　ここで特に注意を喚起したいのは，厚生労働省以外の省庁（財務省や経済産業省）の医療制度改革に関する公式文書を過大評価しないことです．財務省が最強の官庁であり，社会保障費や医療費の総枠を決める上で絶大な力を持っているのは事実ですが，具体的な医療制度改革については厚生労働省が最終権限を持っており，財務省は，たとえば財政制度審議会「建議」等を通して，最大限願望を述べられるだけです．ましてや経済産業省の公式文書は，経済界の最大限願望を代弁しているだけで，現実の改革にはほとんど影響力がありません．ちなみに，ある厚生労働省OBは，経済産業省や旧経済企画庁と対比して，「厚生労働省は泥臭く鈍重ながら，実際の制度や予算を所管していることからくる強み（と限界）がある」とおっしゃっています．

　第3は最近の公式文書と以前の公式文書との異同を分析的に検討することです．具体的には，新旧の公式文書を比較しながらていねいに読み，何が新しく書かれたのかと同時に，何が書かれていないのか（特に何が削除されたのか）に，注目する必要があります．閣議に限らず公式文書は1つ1つ言葉を厳密に選んで書かれていますので，ざっと読み流しただけでは，これらを見落としてしまいます．それだけに，公式文書を読むときには，「言葉に対する感覚の鋭さ」を持つことが不可欠です．手前味噌ですが，この言葉は，尾形裕也氏が拙著『医療改革と病院』を評して用いた言葉です（『社会福祉研究』第91号122頁，2004）．

　たとえば，2001年6月に経済財政諮問会議「骨太の方針」が閣議決定されたとき，ほとんどの医療団体は新自由主義的医療改革方針が初めて盛り込まれたことに注目・反発しました．それに対して私は，その方針に対してはさまざまな留保条件（「次のような事項を考慮して」等）が付けられていることにも注意を喚起しました．さらに，「骨太の方針」では，それまで緊急の課題とされていた高齢者医療制度創設が後景に退いたことや，「終末期医療の

在り方の見直し」と「日本版マネージドケアの導入」(国民皆保険解体を意味する) が消失していることにも注目しました[2](第Ⅰ章).

別の例としては，2004年9月の経済財政諮問会議で小泉首相が混合診療について「年内に解禁の方向で結論を出していただきたい」と指示したことを契機として，混合診療解禁論争が再燃したときに，私は，経済財政諮問会議議事要旨等に基づいて，小泉首相が「全面解禁」とは指示していないことを確認し，このことと他の理由とを総合して，混合診療の「全面解禁」はありえないと「客観的」将来予測を行いました[14].

なお，公式文書のうち，各種審議会や委員会等の最終報告書の背景を理解したり，それがまとめられたプロセスを知るためには，**各省庁のホームページで公開されている各種審議会や委員会の議事録の検討**も不可欠です．最近は官製の審議会・委員会といえども，委員間で激しい論争（ディベイト）が行われることも少なくないため，議事録をていねいに読むと，公式文書に集約される前の各委員の生の意見（と人格・識見）を知ることもできます．時には，予期せぬ「掘り出し物」的な本音発言を見つけることもあります．

たとえば，2001年に閣議決定された「骨太の方針」の医療制度改革では「保険者機能の強化」が謳われていました．しかし，それに先立つ1999年2月27日の医療保険福祉審議会制度企画部会の議事録を読むと，学識者の委員から「保険者機能の強化という課題について保険者自身はどう具体的に考えているのか」と問われて，日経連（当時）と健保連の代表は「レセプトの事務で精一杯」，「いろいろ規制があり，無力」と答えて，学識者の委員の失望を買っていました．私は，これを，健保連が「建前では『保険者機能の強化』を主張しているが，本音のレベルでは，事務費用の大幅増大を招くそれに消極的」という私の判断の根拠の1つとしてあげました[2](91頁).

5　閣議決定の重み・実現可能性を複眼的に考える3つのポイント

次に，閣議決定の重み・実現可能性を複眼的に考える3つのポイントを，

具体例をあげながら,簡単に説明します.

第1は,閣議決定は各官庁・与党等の諸勢力の間のギリギリの妥協の産物なので,少なくとも閣議決定後数年間は,改革がその枠を越えてさらに進むことはないことです.そのために,私は,2003年前半の医療改革に関する一連の閣議決定で,新自由主義的改革は挫折したと判断しました[6](第Ⅰ章).

第2は,閣議決定は決して絶対的ではなく,官僚や与党の抵抗で「店晒し」・「骨抜き」にされることも少なくないことです.そのためもあり,私は,2001年の閣議決定「骨太の方針」中の新自由主義的医療改革の全面実施はないと予測しました[2](第1章).

なお,閣議決定が絶対でないことについては,高橋伸彰氏も,旧大蔵省の課長補佐が予算折衝の折に閣議決定を一蹴した15年前の実話を紹介しており,一読に値します[15].小泉内閣の下で,首相・官邸の官僚や与党に対する影響力が強化されたことは事実ですが,閣議決定が絶対ではないことは変わっていないと思います.

第3は,閣議決定中の個々の表現の中には,意外なことに,今後の制度改悪の歯止めになるものもあることです.その代表例が,「医療制度改革基本方針」の「基本的な考え方」に,「国民皆保険制度堅持」だけでなく,「社会保障として必要かつ十分な医療……質が高く最適の医療」の提供が明記されたことです.このような表現が建前にとどまり,現実には医療保険給付の縮小が進んでいるのは事実ですが,言葉としては画期的な「基本的な考え方」が閣議決定されたことは,今後国民医療改善の運動を進める際に,医療保障拡充の錦の御旗――最低限,新自由主義的医療改革の進行に対する歯止め――になることを見落とすべきではありません.

6 高官や政策担当者の講演・発言は,あくまで公式文書理解の参考にとどめる

次に,政府・厚生労働省の高官や政策担当者の講演記録の読み方のポイントを述べます.私がここで一番強調したいことは,彼らの講演・発言を過大

評価せず,あくまで公式文書理解の参考にとどめることです.なぜなら,先述したように,「政策担当者の講演には最大限願望やアドバルーンが含まれていることが普通」[1](5頁)だからです.

実は私は,1991年にこう書いた時には,「最大限願望やアドバルーン」は省庁全体の意向を反映したものだと思っていました.しかし,その後の経験で,大物官僚は異動または退官直前に,省内の合意を得ていない発言・放言を行うことが少なくないことが分かってきました.これは大物OBでも同じです.しかもこの発言・放言も一様ではなく,その官僚が所属する部局の最大限願望と個人的持論＝文字通りの放言の両方があります.その上,優秀な官僚ほど,省としての公式見解と最大限願望,所属部局の公式見解と最大限願望,本人の個人的持論とを,意識的にいわば渾然一体と話します(そうでない官僚は,公式文書の忠実な「解説」に終始します).

そのために,彼らの発言をそのまま真に受けるのではなく,医療政策全体の文脈の中で,適切に位置づける必要があります.これには,医療政策研究と医療経済学の知識に加えて,長年の経験に裏打ちされた「勘」が不可欠です.

医療団体や医療関係者の中には,厚生労働省が一枚岩だと思っている方が少なくありません.しかし現実には,他の官庁と同じく「局あって省なし」で,局間対立が常態化しています.

代表的なものは,2000年の介護保険制度開始後2005年まで続いた,介護保険制度改革をめぐる老健局と保険局との利害の対立です.具体的には,保険局は老人医療費の抑制のために,医療療養病床の縮小と介護療養病床の拡大を目指していました.しかし,これを一気に行うと,老人医療費の財政負担が軽減する反面,介護保険の財政負担が急増するため,老健局は猛反対し,「局間対立」が生じたのです.

この点で注意しなければならないのは,西山正徳保険局医療課長(当時)が2004年6月の全日病学会講演で行った,「私どもの考え方では,療養型病床群は一括して介護保険で給付するという哲学を持っている」との発言です

(『全日病ニュース』2004年7月1日号)．これは保険局の最大限願望ですし，一面では「正論」とも言えます．ただし，そのための条件整備に触れていないだけでなく，短期的に実現可能性がまったくないという意味では，政府高官が異動直前によく行う放言だと私は判断しました（同氏はこの講演の翌月，防衛庁防衛参事官に出向しました）．この局間対立は，2006年に成立した医療制度改革関連法により介護療養病床を2011年度末に廃止することが決定されたため，表面上は沈静化しています．しかし，今後この方針が思惑通りに進まなかった場合には，局間対立が再燃する可能性もある，と私は判断しています．

しかも厚生労働省幹部の間ですら，改革の基本的方向や手法について相当の意見の違いが存在します．そのために，特定個人の発言を即，厚生労働省の本音と「深読み」して，その一言一言に過剰に反応すると，今後の改革についての評価と対応を誤ってしまいます．

7　私の過去の将来予測の誤りの原因

最後に，私の過去の将来予測の誤りの原因について述べます．はじめにでも書きましたように，私は，自己の将来予測やその出発点となる事実認識に誤りがあることが判明した場合は，すぐに訂正しています．2004年に出版した『医療改革と病院』では，私が過去に行った将来予測・評価の誤りを7箇所で訂正しています．それらは，内容的に以下の4種類に分けられます．

①複数の選択肢（シナリオ）の存在の無視[10]（28頁）：私は，2000年に介護保険制度が始まった直後に出版した『介護保険と医療保険改革』で，「介護保険は『制度』としては，ごく短命あるいは『過渡的』制度」であり，「最短5年〜遅くとも10年以内に，当初2000年に創設予定だった高齢者医療制度と統合され，『高齢者医療・介護保険制度』に再編成される」と予測しました[16]（12頁）．私は，今からふり返っても，2000年前後には，このような統合・再編案が最有力だったと判断しています．しかし，それのみに注目して，

介護保険制度と障害者施策との統合という別のシナリオがあることにまったく言及しなかったのは,一面的でした.なお,藤田伍一氏は介護保険制度開始2年前の1998年に,先駆的に「介護保険の将来展望として2つのシナリオ」があることを明示していました[17].

②**法の規定とは異なる現実・実態の見落とし**[10](76〜77頁):私は『21世紀初頭の医療と介護』で,ケアミックスについて次のように書きました.「医療法第4次改正により,今後,大都市部の中小病院では,一般病棟と慢性病棟(療養病棟)との混合方式(ケアミックス)は事実上不可能になる.それに対して,病院数が限られている農村部では,中小病院・大病院とも『ケアミックス』は,今後とも重要な選択肢であり続ける」[2](39頁).これは,当時強まっていた「ケアミックス」否定論を念頭に置いて書いた一文です.しかし,療養病床が医療法で「主として長期にわたり療養を必要とする患者を入院させるための病床」=慢性期病床と規定されていることにとらわれて,特に大都市部の一般病院には,療養病床を亜急性期病床として位置づけて,一般病床と療養病床のケアミックスを導入している病院が少なくないことを失念してしまいました.

③**単なる不勉強や勘違い**[10](88,145頁):『世界』2002年5月号の座談会で,アメリカの州医師免許委員会が医師の懲罰権を保有していることに触れないまま,医師会の道義的強制力だけを強調してしまいました[18].また同じく『世界』2003年5月号の拙論「『医療特区』は何をもたらすか」[19]で,当時長野県が申請した自由診療の医療特区が承認された場合にも,それは長野県に限定されると思い込み,「医療特区が制度化された場合には,全国どこの自治体でも応募できる」ことを見落としていました.

④**予測の方向性は間違っていないが,現実の改革・変化のスピードは予測よりも遅い**[10](217頁).特に,**時期を限定した予測は外れやすい**[10](253頁):私は,1994年の診療報酬改定時に差額病床が4人部屋にまで拡大されたときに,「近い将来,4人部屋の差額徴収が『常態化』する可能性が強」く,「大都市部の入院の合法的患者負担15万円時代」が到来すると予測しました[20]

7 私の過去の将来予測の誤りの原因

(104頁).この予測はその後10年間では現実化しませんでしたが,2006年の健康保険法等改正により,療養病床に関してはホテルコストが保険給付の対象から外されることにより,事実上実現しました.また私は『月刊／保険診療』2003年3月号の拙論「病院の外来分離を『第二薬局』の歴史に照らして考える」で,病院の外来分離に対しては,「2004年4月の診療報酬に合わせて何らかの規制が導入される可能性が大きい」と判断し,具体的規制手法についても大胆に予測しました[21].2004年改定ではこの予測は外れましたが,2006年改定では,「病院の外来分離(門前クリニック)に対する経済的誘因がなくなり,結果的にそれが抑制されること」になりました[9].

これら以外に,**⑤論争で相手の極端な主張を批判したときに「筆が走って」逆の極端に陥ることによる誤り**もあります.この点での私の大失敗は20年前(1986年)に発表した拙論「医療への民活導入と医療経済への影響」で,「日本ではアメリカ流の株式会社や医療法人等が直接病院を所有する形での,病院チェーンが全国展開することは今後もありえない」と書いてしまったことです[22].しかし「これは,その当時すでにわが国でも『日本的な病院チェーン』が急進展していることを見落とした不正確な認識・予測でした.この論文を書いた1986年当時は,アメリカの株式会社制病院チェーンそのものが今すぐにでも日本に上陸するとか,わが国でもアメリカ流の営利病院チェーンが急増するといった俗説が医療関係者の間に不安を巻き起こしていました.そのため,この論文ではわが国では『アメリカ流の(営利)病院チェーン』の『全国展開』がないことを強調したのですが,筆が走って,病院チェーン自体が進展しないかのような表現になってしまいました」(『90年代の医療』中の「補注:前著での病院チェーンについての予測の修正」[23](69-70頁).文体はですます調に変更).

[注] **医療制度改革についての私の2005年の予測の誤り**[9](23頁の注を再掲)
　私は,2005年4月に発表した拙論「2006年医療制度大改革は行われるか」(『文化連情報』325号)で,当時の通説とは逆に,2006年に「実施が確実なのは診療報

酬改定だけ」であり，「老人保健法改正は棚上げ」される可能性が大きく，「2006年に第5次医療法改正が行われる可能性は低く，それの実施は早くとも2007年以降になる，と予測した．昨年9月の総選挙で小泉自民党が圧勝した後の11月に発表した拙論『『医療制度構造改革試案』を読む』(『社会保険旬報』2261号)の「おわりに」でも，ほぼこの予測を踏襲した．

　今からふり返っても，2005年の総選挙前にこのように予測したことは概ね妥当だったと考えている．他面，総選挙後，小泉首相が官僚機構・与党に対して圧倒的な支配力を確立したこと，および日本医師会の政治的影響力が凋落したことを軽視して，11月の時点でもその予測を変更しなかったのは軽率・マンネリズムだったと大いに反省している．それにつけても，予測は難しい．

　ただし，医療制度改革法は包括的ではあるが，内容的には伝統的な医療費抑制・患者負担拡大の延長上の「部分改革」であり，新自由主義的改革はほとんど含んでいないため，「抜本改革」とは言えないと，私は判断している．

文　献

1）　二木立『21世紀初頭の医療と介護』勁草書房，2001．
2）　武谷三男『武谷三男著作集1』勁草書房，1968，3頁．
3）　二木立「脳卒中リハビリテーション患者の早期自立度予測」『リハビリテーション医学』19巻4号，1982．
4）　二木立「脳卒中患者の障害の構造の研究（第1〜3報）」『総合リハビリテーション』11巻6〜8号，1983．
5）　二木立『複眼でみる90年代の医療』勁草書房，1991．
6）　二木立「幻想の医療ビッグバンとDRG/PPS」『からだの科学』205号，1999．（文献16）所収）
7）　二木立「小泉政権の医療制度改革を読む」『社会保険旬報』2102号，2001．（文献2）所収）
8）　二木立「一般病床半減説は幻想」『社会保険旬報』2147号，2002．（文献10）所収）
9）　二木立「2006年診療報酬改定の意味するもの」『月刊／保険診療』61巻7号，2006．
10）　二木立『医療改革と病院』勁草書房，2004．
11）　エンゲルス「共産主義者とカール・ハインツエン」『マルクス・エンゲルス全集第4巻』338頁．
12）　二木立『現代日本医療の実証分析』医学書院，1990．
13）　二木立『保健・医療・福祉複合体』医学書院，1995．
14）　二木立「後期小泉政権の医療改革の展望」『社会保険旬報』2223号，2004．
15）　高橋伸彰「閣議決定は一蹴できる」「朝日新聞」2004年10月9日朝刊．
16）　二木立『介護保険と医療保険改革』勁草書房，2000．
17）　藤田伍一「介護保険施行の問題点」『週刊社会保障』2018号，1998．
18）　石井暎禧・辻本好子・二木立・西村周三「(座談会)『小泉医療制度改革』こ

こがおかしい」『世界』2002年5月号.
19) 二木立「『医療特区』は何をもたらすか」『世界』2003年5月号（文献10）所収).
20) 二木立『「世界一」の医療費抑制政策を見直す時期』勁草書房，1994.
21) 二木立「病院の外来分離を『第二薬局』の歴史に照らして考える」『月刊／保険診療』58巻3号，2003.（文献10）所収）
22) 二木立「医療への民活導入と医療経済への影響」『病院』45巻12号，1986.（『リハビリテーション医療の社会経済学』勁草書房，1988所収）
23) 二木立『90年代の医療』勁草書房，1990.

【コラム5】 私の好きな名言──将来予測のスタンスと将来展望

1 将来予測のスタンス

吉崎達彦(『アメリカの論理』の著者)「俺はブッシュが嫌いだ,などと言った瞬間,アメリカ情勢の予測は当たらなくなる.もちろん,ブッシュ万歳でもだめ.……当たる予測を書くのが私の仕事で,こうあるべきだ,こうであっては困る,などという前提でものを考えるわけにはいきません」(「中日新聞」2003年6月22日朝刊「著者に聞く」).

「敵を憎むな,判断が狂う」(映画「ゴッドファーザー・パート3」).

──この言葉は,1991年春に公開されて話題を呼んだ,巨匠コッポラ監督の映画「ゴッドファーザー・パート3」で,アル・パチーノ演じるニューヨーク・マフィアのゴッドファーザー,マイケル・コルレオーネが,亡き兄の私生児ビンセントを諭して言った言葉です.このビンセントは暴力志向が強く,マイケルの子分がニューヨークの「しま」を奪おうとして,マイケルの暗殺を図ったことに逆上し,すぐに報復しようとするのですが,その時に,マイケルは,ビンセントを制して,この名言を吐くのです.そして,彼は,独自の情報網を使って「敵」の動きをじっくりと把握した後に,慎重に反撃の手はずを整え,最後には「敵」を完膚なきまでに打ちのめしてしまいます.もっとも,その直後には,予期せぬ悲劇が待ちかまえているのですが…….／厚生省を「敵」とみることには異論があるかも知れませんが,私は,厚生省の政策を分析し,それへの対応を考える場合にも,このような冷静な態度が不可欠だと思っています(1991年11月9日の日本医療社会事業協会東海ブロック研修会・講演「90年代の医療と医療ソーシャルワーカー」の「講演にあたって」より.静岡県医療社会事業協会「研修会抄録集」1991,4頁).

中村哲也(ゲイサークル「YOUgikai」)「怒りだけでは思想が乾く──差別される側が差別する側に怒りをぶつけるだけでは,思想が乾いてしまう.運動内部に権力関係も生まれやすい.生身の人間が生きていく矛盾や本音を抱え込みながら,手を替え品を替え,今までにない表現や運動をつくっていきたい.それがゲイの見せどころ」(『アエラ』1995年1月16日号39頁).

川上武「理論にもとづいた予測は意外と外れて,実感,現実を見てそのフィーリングに基づいて書いたものがむしろ当たっていた.……特定のイデオロギーのみで教条的に予測したことはあまり当たっていない.……ペーパーを読んで論文を書く

と，解釈で書いているところが多くなります．解釈で書いたものだけを集めて予測したら，やはり間違ってしまう．しかし，**自分で現場で体験したこととペーパーとを結合していけば，比較的間違いはしないだろうという実感をもっていました**」(『戦後日本医療史の証言』勁草書房，1998，9-10頁).

　ドラッカー「**すでに起こった未来 (the future that has already happened)**」：①「ここにおいて重要なことは，社会生態学者（social ecologist）の仕事は，すでに起こってしまった変化を確認することだということである．社会・経済・政治のいずれの世界においても，すでに起こった変化を利用し，機会として使うことが必要である．／重要なことは，『すでに起こった未来』を確保することである．すでに起こってしまい，もはやもう戻る事のない変化，しかも重大な影響力をもつことになる変化でありながら，まだ一般には認識されていない変化を知覚し，かつ分析することである」(上田惇生・他訳『すでにおこった未来——変化を読む眼』ダイヤモンド社，1994，313-314頁).　②「政治，社会，経済，会社のいずれにもせよ，およそ人間に関わることについては，未来を予想してもあまり意味がない．75年後といわずとも，つい目の前のことについても同じである．／だが，**すでに起こり，後戻りのないことであって，10年後，20年後に影響をもたらすことについて知ることには，大いに意味がある．しかも，そのような既に起こった未来を明らかにし，備えることは可能である**」(上田惇生訳『P.F.ドラッカー経営論集——すでに始まった21世紀』ダイヤモンド社，1998，5頁).

　——拙著『保健・医療・福祉複合体』(医学書院，1998，3頁) では，「現在各地に誕生している『保健・医療・福祉複合体』は『すでに起こった未来』（ドラッカー）であ」ると位置づけました．

2　将来展望の視点

　ロマン・ロラン&グラムシ「**知性の悲観主義，意志の楽観主義**」：これは「ロマン・ロランからグラムシがうけとった言葉です．……ロマン・ロランにしても，グラムシにしても，戦争とファシズムの中で現実を見つめる時に知的にはいつもリアルで，景気づけで楽観論を語ったりしてもしかたがないということをまず認めます．すごいところは，2人が『意志の』と言ったことです．つまり，**現実は絶望的だけれど，なんとかしたいと思うことの裏に希望を見ていることです．悲観と楽観の両方をあわせ持った緊張をつうじて，そこから現状からの活路が探究されるつづける**

コラム5

んだと思います」(島田豊『文化の時代に』椋の木社,1987,69頁).

　――これは私の勤務先の日本福祉大学の島田豊教授(故人)の十八番でした.私は,医療政策の分析・将来予測を行うときにいつもこの言葉を肝に銘じるとともに,勤務先の日本福祉大学で新たな役職につくたびに,この言葉を引用して,自分のスタンスとしてきました.最近では,2003年1月の社会福祉学部長選挙時の公約(「言うべきことを言い,やるべきことをやります」)の冒頭「私のスタンス」で引用しました.なお,丸山優日本福祉大学教授によると,この言葉は,グラムシの『獄中ノート』や『獄中書簡』に繰り返し出現するが,『獄中ノート』第9巻第60節(原著)での文脈で理解するのが適切とのことです.竹村英輔(元・日本福祉大学教授.故人)『現代史におけるグラムシ』(青木書店,1989,69頁)には,別の個所(ノート番号28覚え書き番号11)の同じ言葉が引用されています.

渡辺一夫(大江健三郎の恩師)「**『絶望しすぎず,希望を持ちすぎず』**というのが,ルネサンスのユマニストの生き方です」(大江健三郎『言い難き嘆きもて』講談社,2001,301頁で,「励ましとカラカイのこもごも感じられる口調」で言われたと紹介).

　――拙著『医療改革と病院』(勁草書房,2004)のあとがきで,「この間の[医療改革の]議論を冷静かつ複眼的にふり返り,今後の着実な部分改革の道を考える……際必要な」「醒めた態度」として,この言葉を引用しました.

上田敏「**現実主義的理想主義**――理念はあくまで高く掲げつつ,それと現実とのギャップにも眼をつぶらず,そのギャップの大きさに絶望もせず,そのギャップをひとつひとつ埋めていく努力を積み重ねていく,地に足をつけた『現実主義的理想主義』こそが必要なのであり,それによって現実はたとえわずかずつであっても一歩一歩理想に近づいていくのである」(『リハビリテーションを考える』青木書店,1983,44頁).

第3章　医療政策の分析枠組み
——21世紀初頭の医療改革の3つのシナリオ

はじめに——小泉政権の医療政策の2つの側面

　2001年4月に成立した小泉政権の医療政策には新旧2つの側面がある．1つは伝統的な医療費抑制・患者負担の拡大政策であり，もう1つは従来の医療政策とは異質な，医療分野にも市場原理を導入しようとする新自由主義的政策である．

　小泉政権の5年間の医療改革では，前者が強力に押し進められた．具体的には，2002年の医療保険制度改革により健康保険本人の患者負担の20％から30％への引き上げと高齢患者の10％負担の徹底（一定以上所得者は20％）が実施されるとともに，医療機関に支払われる診療報酬は3回連続引き下げられた（2002，2004，2006年）．その結果，日本は現在では，医療費水準（総医療費のGDP対比）が主要先進国（G7）中最低でありながら，総医療費中の患者負担割合は逆にG7中最も高い国になっている（この点については後述する）．

　後者の新自由主義的医療改革についても，内閣府や内閣府傘下の経済財政諮問会議（民間議員），規制改革・民間開放推進会議等は，この5年間，以下の3つを柱とする改革の実施を，執拗に試みてきた[注1]：①株式会社の医療機関経営の解禁，②混合診療の全面解禁（保険診療と自由診療との自由な組み合わせ），③医療機関と保険者との直接契約．

　小泉政権が成立した直後には，（左派系）研究者や医療団体の多くは，小泉政権の医療改革全体を新自由主義的改革と位置づけ，今後それが一気に進むと予測していた．しかし，現実は逆で，新自由主義的改革には，医師会や医

療団体だけでなく,厚生労働省も頑強に抵抗し続けた結果,それの全面実施は頓挫している.この5年間で,上記3つの新自由主義的改革についてはいずれも政治的妥協が成立し,制度上は部分的に認められたが,現実にはその実効性はごく限られたものになっている(この点については後述する).

私は,このような複雑な医療改革の流れを総合的に把握し,今後の医療改革の方向を正確に予測するとともに,今後めざすべき「よりよい医療制度」について考えるためには,私が2000年以来提唱している,「医療・社会保障改革の3つのシナリオ」という分析枠組みが不可欠であると考えている.本章では,2001年と2004年に出版した2冊の私の著作をベースにして,これの概略を紹介したい[1)2)](文献1)序章,文献2)第II章).2005年以降に実施された個々の政策の評価や将来予測については,最近発表した私の論文で詳しく検討しているので,それらを参照されたい[3-5].

1 医療・社会保障改革の3つのシナリオ

私は,1990年代末〜21世紀初頭の医療・社会保障改革には,次の3つのシナリオ(選択肢・潮流)があると考えている.これは,日本の現実の医療・社会保障政策の分析に基づいて,いわば帰納法的に導き出したものである.なお,私は,この3つのシナリオ説は,社会保障制度全般(医療・介護・年金制度だけでなく,雇用保険・労働衛生,社会福祉・生活保護等を含む)の改革の分析枠組みとして用いることができると考えているが,本章では医療改革に分析対象を限定する[注2].

(1) 第1のシナリオ——新自由主義的改革

第1のシナリオは,アメリカ型の新自由主義的改革,つまり市場原理・市場メカニズムを万能視し,医療・社会保障もそれに基づいて改革すべきという主張である.これは,内閣府の経済財政諮問会議(民間議員)や規制改革・民間開放推進会議,財界や経済官庁の一部,および「外圧」=アメリ

が押し進めようとしている改革である．「金融ビッグバン」の医療版という意味で，「ビッグバン・アプローチ」と呼ばれることもある．

これには3つの柱がある．第1は国民皆保険・皆年金制度を究極的には解体し，民間保険中心の制度（マネジドケア．管理医療）に切りかえる．第2は，社会保障費用の総枠を抑制した上で，財源は保険料よりもむしろ消費税主体にして，大企業の負担を大幅に軽減する．第3は，株式会社による医療・福祉施設経営の自由化である．

このシナリオが医療・社会保障分野に公式に登場したのは，1999年2月の経済戦略会議「最終答申」が最初である（経済戦略会議は内閣総理大臣の諮問機関で，現在の経済財政諮問会議の前身）．この答申の「持続可能で安心できる社会保障システム」，特に「医療・介護改革」には，上記3つの柱のすべてが直接・間接に書かれていた．もっとも注目すべきなのは「日本版マネジドケア」の導入であり，中谷巌議長代理はこれの真意が「無保険者が発生する」ことを「承知して」，国民皆保険制度を解体し，「政府は落ちてくる人をネットで拾う［生活保護制度で救済する——二木］，それ以外は民間［マネジドケア保険——二木］に任せて競争原理を活用する」ことであると明言していた（［　］は二木の補足．以下同じ）．

ただし，この「最終答申」は厚生労働省によって完全に店晒しにされた．2001年6月に小泉政権により閣議決定された経済財政諮問会議「今後の経済財政運営及び経済社会の構造改革に関する基本方針」（略称「骨太の方針」．方針の骨組みがしっかりしているとの自画自賛の表現．以下，この略称を用いる）の医療制度改革案は，部分的にはこの「最終答申」の復活と言えるが，個々の改革案は相当薄まっており，特に国民皆保険制度解体を意味する「日本版マネジドケア」は消失していた[注3]．

(2) 第2のシナリオ——医療・社会保障制度の部分的公私2階建て化

第2のシナリオは，厚生労働省が90年代中葉から21世紀初頭にかけて進めようとしている改革で，第1のシナリオのように現行の医療・社会保障制度

の解体ではなく，それを公私2階建て制度（2段階制度．two-tier system）に再編成しようとするものである．つまり国民皆保険・皆年金制度の大枠（第1段階．家にたとえれば1階部分）は維持しつつ，公的費用抑制を継続し，公的な1階部分を越える2階部分（第2段階）は全額私費負担（患者負担または民間保険給付）にし，しかもこの2階部分を公認・育成するというシナリオである．ただし，第2のシナリオで目指されているのは，全面的な公私2階建て化ではなく，部分的・限定的な2階建て化である．このシナリオは，1980年代～1990年代前半の単純な医療費抑制政策とは異なっている[注4]．

厳密に言えば，この新しいシナリオの萌芽（公私2階建て制度の公式提案）が生じたのは，1980年代であった（たとえば，1983年の林義郎厚生大臣「今後の医療政策」や1987年に発表された厚生省国民医療総合対策本部「中間報告」)6)．しかし，それが本格的に制度化され始めたのは，1994年の診療報酬改定と健康保険法改正により，それぞれ差額ベッド代（患者が個室や2人部屋等に入院した時に支払う部屋代差額）徴収条件の大幅緩和，給食材料費の「保険外し」と食費「標準負担」を超える差額料金の自由化が行われたときであった．私は，1980年代～90年代前半の「第1次保険・医療改革」（これは厚生省の正式呼称）と対比させて，これらの改革を「第2次保険・医療改革」のはじまりと位置づけた7)（96頁）．

厚生労働省「21世紀の医療保険制度」

厚生労働省の描く第2のシナリオの全体像が初めて明らかにされたのは，1997年8月に発表された「21世紀の医療保険制度（厚生案）」であった．この改革案は小泉厚生大臣（当時）の全面的バックアップで作成され，次の3種類の患者負担増を正面から打ち出した．

第1は法定負担の大幅引き上げ，具体的には「（非高齢者については）30％程度……大病院の外来は50％程度……高齢者については10％または20％程度の定率患者負担」である．第2は，保険給付範囲の縮小と一体の保険外負担の拡大であり，具体的には医師・歯科医師の技術料と施設利用料の（部分的）

自由化の2つが示された．第3は「日本型参照価格制度」で，これは「医薬品のグループごとに市場の実勢価格を基本に医療保険から償還する基準額を定め」，それを超える額は全額患者負担とする改革である．

第1は伝統的な患者負担の拡大だが，第2・第3は混合診療の部分的導入を意味していた．その後，第1の患者負担増は，大病院の外来の患者負担50％化を除けば，実施されたが，第2・第3の負担増は撤回または棚上げされている．

厚生労働省が部分的2階建てシナリオを選択した理由

ここで視点を変えて，厚生労働省が，部分的公私2階建てシナリオを選択した理由を考えたい[7]（138頁）．私は，厚生労働省が，医療費（特に公的医療費）抑制という「国是」に従って，1980年代以降厳しい医療費抑制政策を継続した結果，医療の質が低下し，患者の不満が高まったため，中・高所得層対象の全額自己負担の2階部分の育成に転換したと判断している．さらにその背景として，1990年代から日本社会にも「満足の文化」（ガルブレイス）が広まり，国民の多数派を占める中・高所得層の低所得層に配慮する心情や社会連帯感が弱まった結果，増税・社会保険料の引き上げを財源とする医療保障の拡充が困難になったことがあると考えられる．

実は厚生労働省幹部の中にも，本心では，医療の質を引き上げるためには公的医療費の拡大が必要と認識してはいる方が少なくない．しかし，彼らも，毎年の予算編成時には財務省が設定する「シーリング（対前年度伸び率の上限）」に従うことが絶対的に求められるため，不本意ながらも，国庫負担の削減を柱とした公的医療費抑制政策を継続しなければならない．他面，日本社会の安定性・統合性の破壊をもたらす国民皆保険制度の解体や全面的公私2階建て化（第1のシナリオ）には頑強に抵抗するのである．

言うまでもなく，もしこのシナリオが全面的に実現すると，患者の自己負担は大幅に増えるが，それを支払える中・高所得層が受ける医療サービスの質も向上するために，この改革には中・高所得層のニーズに応える側面もあ

る．他面，私費負担ができない低所得層にとっては，この改革は改悪以外の何ものでもなく，受診機会の抑制と医療サービスの質の低下を招くことになる．

介護保険制度は医療保険改革の実験

今後の医療保険制度改革を考える上で，非常に参考になるのが2000年度に創設された介護保険制度である．私は，介護保険制度は医療・社会保障の公私2階建て制度への再編成の第一歩，実験と位置付けている．

介護保険制度は，在宅ケアに関しては支給限度額が決まっており，それ以上は全額自己負担になるが，医療保険制度と違い，全額自己負担のサービス利用（「混合介護」）が合法化されているだけでなく奨励されている．この点で，同じ「保険制度」と言っても，医療保険制度とはまったく異なる．そして，厚生労働省は，介護保険で公私2階建て化が成功したら，それを医療保険制度にも導入しようとしている．この意味で，介護保険制度は医療保険制度改革の「実験」と言えるのである．

ただし，介護保険制度開始後の現実を見ると，介護サービスの利用率（支給限度額に対する割合）は全国平均で約40％にとどまり，支給限度額を超える全額自己負担のサービス利用もごく一部にすぎず，公私2階建て化はほとんど進んでいない．たとえば，厚生労働省資料によると，介護保険サービスを受けている在宅の要介護・要支援者のうち，「支給限度額を超える利用者の割合」は，介護保険制度開始後常に2％強にとどまっている．

（3） 第3のシナリオ——公的医療費・社会保障費用の総枠拡大

第3のシナリオは，公的医療費・社会保障費用の総枠拡大，せめてヨーロッパ並みの医療費水準にするという改革案で，これは，日本医師会を含めた多くの医療団体・医療関係者が主張している．なお，医師・病院経営者の中には，第1のシナリオまたは第2のシナリオの支持者が少数存在するが，それを公式に主張している有力な医療団体は存在しない．

私自身もこのシナリオを支持し，1994年に出版した『「世界一」の医療費抑制政策を見直す時期』[7]以来，これを実現するための医療・介護保険制度改革を主張・提案し続けている．

　日本の現在の医療制度改革の議論では，医療費抑制政策の強化を当然の前提として，高齢者医療制度の改革を中心とした医療保険制度改革に議論が集中している．しかし，制度改革のみで医療の質を向上することは不可能である．私は重要なのは制度改革ではなく，公的医療費総枠の拡大であると考えている．

2　3つのシナリオ説の留意点

　次に，この3つのシナリオ説の留意点を3点述べる．

（1）　1980年〜1990年代前半までは2つのシナリオ

　まず強調したいことは，1980年代〜1990年代前半までと1990年代末以降とでは，医療・社会保障改革のシナリオの数が違うことである．

　医療分野を例にとると，1990年代前半までは，厚生省が進める医療改革（医療費抑制政策）とそれに反対して国民医療を拡充する改革の2つのシナリオしかなかった．当時は，経済界や経済官庁は，少なくとも表向きは，厚生省の医療政策に同調していた．そのために，先述した私の著作[7]でも，この2つのシナリオという視点から，厚生省の「世界一」厳しい医療費抑制政策を批判して，それへの対案（公的医療費の総枠拡大のための制度改革）を示した．

　しかし1990年代末以降は，医療・社会保障分野への市場原理導入を主張する勢力が，新たに有力な潮流として登場してきた．そのために，医療・社会保障改革のシナリオはそれまでの2つから3つに増えている．このシナリオは歴史的には3番目のシナリオだが，私は，この新しいシナリオに注意を喚起するために，敢えて「第1のシナリオ」と呼んでいる．

第3章 医療政策の分析枠組み

1990年代末から第1のシナリオが台頭してきた3つの理由

では，1990年代末から第1のシナリオが台頭してきたのはなぜであろうか？ 私は次の3つの理由があると考えている．

1番目は，日本の大企業と経済官庁が，経済不況からの脱出口の1つとして医療・福祉分野を21世紀の成長産業の1つと見なし，それへの参入を渇望していることである．このためには，医療機関の非営利原則をどうしても崩さなければならない．

2番目は，経済・企業活動の国際化（グローバル化）とアメリカ経済の一人勝ちにより，アメリカ流の市場原理が経済分野で世界標準と見なされるようになり，この流れが医療・福祉分野にも波及してきたことである．ただし，2001年12月以降，エンロンやワールドコムなどの超優良企業が粉飾決算や不正取引の発覚を契機にして次々倒産してからは，アメリカ型の企業統治，ひいてはアメリカ流の市場原理への信頼が低下していることも見落とせない．

この2つは多くの方が指摘しているが，私はもう1つ強調すべき第3の要因があると思っている．それは，1996年に発生した厚生省の2大スキャンダルである．まずこの年の春に，菅直人厚生大臣（当時）のイニシアチブで薬害エイズ裁判での厚生省の組織的証拠隠しが暴露され，医系技官（医師資格を持つエリート官僚）がいかに犯罪的役割を果たしたかが明らかになった．次に同年末には，岡光・彩グループの「福祉汚職」事件で，厚生省の事務次官が退職直後に逮捕されるという大変なスキャンダルが起きた．

この2大スキャンダルで，厚生省を指導していたエリート官僚（キャリア事務官と医系技官）が受けたダメージは非常に大きく，その影響は今でも続いている．そのために厚生省の政策立案・実施能力が大幅に弱体化した間隙を縫って，第1のシナリオが登場した，と言える．歴史にIfは許されないが，もし第1と第2の理由だけであったら，新自由主義的医療改革の潮流が今のように強くなることはなかった，と私は想像している．

（２） 第１・第２のシナリオを混同しない

　第２に強調したいことは，第１のシナリオと第２のシナリオを混同しないことである．

　医療関係者や医療団体，（左派系）研究者の中には，政府・体制内での医療・社会保障改革の基本路線にかかわる対立・論争を無視あるいは軽視して，伝統的な「２つのシナリオ」説に固執し，政府・厚生労働省が一体となって，医療・福祉分野に市場メカニズムを導入する新自由主義的改革を進めようとしていると主張している方が少なくない．たとえば，「厚生省内部でも新自由主義派が21世紀戦略の主流を握りつつある」（二宮厚美氏）との主張である[注5]．

　しかし，これは事実誤認であり，厚生労働省は第１のシナリオに反対しており，この点に限っては，第３のシナリオとも共通点がある．

　実は私自身も1990年代の半ばまでは，体制内に部分的な矛盾はあるとしても，大局では一致しており，一枚岩であるとイメージしていた．しかし，1990年代末以降，現実の医療・社会保障政策の変化を分析する過程で，少なくとも医療や社会保障改革に関しては，体制内のシナリオが２つに分裂していると考えるようになった．

　もちろん，厚生労働省も一枚岩ではなく，中には新自由主義を信奉する官僚もいないわけではないが，省全体としては国民皆保険・皆年金制度の大枠（１階部分）を維持する点では一致団結している．ただし，２階部分（私費部分）の比重をどの程度にするかについての意見の違いは残っているし，個人的には第３のシナリオを支持する官僚も少数だが存在する．公平に見て，厚生労働省には，財務省や経済産業省等の経済官庁に比べ，幹部クラスを含めて真面目で良心的な官僚が少なくない．

　ここで誤解のないようにしてほしいが，私は厚生労働省を礼賛しているのではない．なによりも私は，社会保障制度の公私２階建て化には反対である．また，第１のシナリオと第２のシナリオは，「（公的）医療費総額の伸びの抑

制」という点では共通している．さらに，厚生労働省が自己の権限を温存する「組織（官僚）の論理」に基づいて，第1のシナリオに反対している側面があることも見落とせない．第1のシナリオにより社会保障制度が社会保険中心から消費税中心に変われば，厚生労働省の独自財源は大幅に縮小し，現在保持している権限や退職官僚の「天下り先」（有利な条件での再就職先）を失うからである．

しかし，理由はともあれ，厚生労働省が市場メカニズムに基づく改革を目指していないという事実は正確に理解する必要がある．

第1・第2のシナリオを混同すると2つの実害

第1のシナリオと第2のシナリオを区別することは，決して机上の空論ではない．両者を混同すると，理論面と実践面で2つの実害がある．

まず理論面は極めて単純で，将来予測を誤る．2001年6月に経済財政諮問会議「骨太の方針」が閣議決定された直後に，それの「医療制度の改革」方針の中心部分が実現しないと正確に予測したのは私だけである．それ以外の方は，賛成の方はもちろん反対の方も実現すると思いこんでいた．

次に実践面では，新自由主義的改革に反対する運動の幅を狭くする．特に，新自由主義的改革か否かの焦点になっている株式会社による病院経営の解禁や混合診療の全面解禁に対しては，厚生労働省は本気で反対しているため，この点に関しては，私はむしろ彼らを応援すべきだと考えている．そこまでいかなくても，厚生労働省が第1のシナリオに屈服しないような建設的批判が必要である．

（3）　3つのシナリオ説と
　　　エスピン‐アンデルセンの福祉国家類型論との関連

第3に，私の3つのシナリオ説とエスピン‐アンデルセンの福祉国家類型論との関係について説明する．結論的に言えば，私は彼の類型論そのものの意義はある程度認めているが，医療（政策）の国際比較にはまったく使えな

いと思っている.

　先述したように,私の3つのシナリオ説は日本の現実の医療・社会保障政策の分析に基づいて,いわば帰納法的に導き出したものだが,結果的にエスピン-アンデルセンの『福祉資本主義の3つの世界』説[8]に,一見類似している.具体的には,私の第1,第2,第3のシナリオは,それぞれ,彼の自由主義レジーム,保守主義レジーム,社会民主主義レジームに,ほぼ対応する.ちなみに,彼も近著『ポスト工業経済の社会的基礎』[9]で,日本を3つの「福祉レジーム属性の混合」・「雑種」と,暫定的に評価している.

　私はエスピン-アンデルセンの福祉国家類型論を2つの点で評価している.第1は福祉国家の収斂説を否定し,3つの類型を同等に扱ったこと.第2は,膨大な実証研究により,1970年代以降も福祉国家,福祉レジームが安定していることを立証したことである.これにより,日本の2つのシナリオ論者の多くが主張している,福祉国家の解体・衰退論が否定されたと言える.

　ただし,3つの福祉レジームに特定の国々を当てはめる彼の福祉国家類型論は,医療政策の国際比較にはまったく役立たないとも考えている.これは,私に限らず,医療政策の国際比較研究を行っている研究者の共通認識である.たとえば尾形裕也氏は,エスピン-アンデルセンの福祉国家「類型論は,現代の福祉国家について包括的な見取り図を示すという意味では,きわめて有益かつ刺激的な試みである」と高く評価しつつも,その「類型論が現実から最も乖離していると思われるのは,実は医療制度に関する部分についてである」と批判している[10].

　実はエスピン-アンデルセン自身も,近著『ポスト工業経済の社会的基礎』[9]で,次のように,そのことを事実上認めている.第1に「自由主義レジーム」が完全に当てはまるのはアメリカだけ.第2に医療保障に関しては,国民皆保険制度がないアメリカと彼が「自由主義レジーム」に分類している他の諸国(カナダ,イギリス,オーストラリア,ニュージーランド)とは明らかに異なる.第3に,同じく医療保障に関しては,「社会民主主義レジーム」と「保守主義レジーム」とは類似している.

そのために，医療制度・政策の国際比較に限定すれば，私が1994年に『「世界一」の医療費抑制策を見直す時期』7)(13頁)で提唱した「先進国医療の3極構造論」(ヨーロッパ諸国が主流・国際標準で，アメリカと日本は逆方向の両極端の国)の方が妥当である，少なくとも日本医療の改革を考える上では有効である，と考えている[注6].

3 2001年「骨太の方針」中の新自由主義的医療改革の帰結

はじめにで述べたように，2001年6月に閣議決定された経済財政諮問会議「骨太の方針」の医療改革の部分には，3つの新自由主義的改革(医療分野への市場原理の導入)が含まれており，それらはいずれもその後，部分的に認められたが，実効性は限られている5).

まず保険者と医療機関の個別契約は，2003年5月に解禁されたが，個別契約は現在に至るまでまったくない．私が健康保険組合連合会に問い合わせたところ，「通知によるハードルが高く，現段階では困難．個別健保において契約を行っている事例はない」(医療部医療2課)との回答であった．それどころか，健康保険組合連合会は本音では，保険者と医療機関の個別契約を含めて，保険者機能の強化には消極的である(注3参照).

次に株式会社の医療機関経営の解禁については，2004年5月の特区法改正で，「医療特区(政府が承認した限定された地域)」・自由診療(全額患者負担)・「高度な医療」に限定して解禁されたが，法改正後2年間で申請・受理されたのは診療所が1件のみである(本年7月に神奈川県横浜市にバイオマスター社が「セントポールクリニック横浜」を開業)．しかも，この診療所は現在でも自由診療扱いの美容外科であり，病院の進出の動きはまったくない．そもそも，法改正の前から，総合規制改革会議鈴木良雄議長代理は，「特区の中ですら[株式会社の参入は]出てくるわけがないのであり，一般に株式会社形態が普及することは夢にすぎない」(第8回総合規制改革会議(2003年12月)と，本音を述べていた．

第3に混合診療の解禁については，小泉首相自身が2004年9月に「年内に解禁の方向で結論を出す」よう指示したにもかかわらず，厚生労働省と日本医師会を中心とする全医療団体が頑強に反対した．その結果，2004年12月の政府内合意で，全面解禁は否定され，現在でも例外的に混合診療を認めている「特定療養費制度の再構成」＝部分解禁で決着した．

社会保障個人会計システムの実現可能性もない

　なお，2001年の「骨太の方針」に盛り込まれていた「社会保障の個人会計システム」（個人レベルでの社会保障の給付と負担が分かる情報提供を行う仕組み）は，社会保障の所得再分配機能を否定する「学者の作文」にすぎず，その後5年間店晒しにされたままであった．

　それに対して，2006年3月7日の経済財政諮問会議に民間議員が提出した「『歳出・歳入一体改革』と社会保障の在り方について」には「いわゆる『社会保障個人会計』を導入する」との1項が含まれており，同日の会議では，それについて小泉首相を含めた討論が初めてなされた．ただし，そこで実際に検討されたのはアメリカの社会保障番号（SSN）的な各種社会保険料拠出記録の個人単位での一元化であり，2001年の「骨太の方針」で提起されたような「個人レベルでの社会保障の給付と負担が分かる」社会保障の個人会計システムではなかった．しかも，小泉首相は最後にSSNですら「難しい方法」と認めた．

　そのために私は，日本でも，今後アメリカのSSN的なシステムが導入される可能性は否定できないが，「個人レベルでの社会保障の給付と負担が分かる」社会保障の個人会計システムが導入される可能性はないと判断している．

医療制度改革関連法は包括的だが新自由主義的改革は希薄

　逆に，2003年3月の閣議決定「医療保険制度体系及び診療報酬体系に関する基本方針」では，「将来にわたり国民皆保険制度を堅持する」ことが改め

て確認されるなど,第2のシナリオ寄りの医療制度改革が盛り込まれた.

2006年6月に成立した医療制度改革関連法は,この閣議決定を具体化したものであり,医療保険制度,老人保健制度,医療法,介護保険法の改正を含んでいる.さらに同年4月には史上最大の引き下げ(マイナス3.2%)の診療報酬改定が実施された.この診療報酬改定を含めて,これほど包括的な医療制度改革が一気に行われるのは,1980年代前半の「第1次保険・医療改革」以来,4半世紀ぶりである.

しかし,ここで見落としてならないのは,これらに含まれるのは伝統的な医療費抑制・患者負担の拡大であり,新自由主義的改革はほとんど含まれていないことである.ただし,第1のシナリオと第2のシナリオとで共通している公的医療費抑制方針はかつてないほど強まっている.

「新自由主義的医療改革の本質的ジレンマ」

ここで視点を変えて,新自由主義的改革の全面実施が否定された理由を考える.私は経済的理由と政治的理由があると判断している.

まず経済的理由とは,新自由主義的医療改革を行うと,企業の市場は拡大する反面,医療費(総医療費と公的医療費の両方)が急増し,医療費抑制という「国是」に反するからである.私はこれを「新自由主義的医療改革の本質的ジレンマ」と呼んでいる[2](21頁).

具体的には,まず保険者機能の強化により医療保険の事務管理費が増加するのは国際的常識である.たとえば,事務管理費の総医療費に対する割合は,日本は3%弱だが,保険者機能の強いドイツ・アメリカでは6%台である[2](18頁).次に,営利病院は非営利病院に比べて総医療費を増加させ,しかも医療の質が低いことは,アメリカでの厳密な実証研究により学問的常識となっている[1,2](文献1)65頁,文献2)122,135頁).第3に,混合診療を全面解禁するためには,私的医療保険を普及させることが不可欠だが,私的医療保険が医療利用を誘発し,公的医療費・総医療費が増加することも国際的常識である[11](196頁).

私は，厚生労働省が新自由主義的医療改革に頑強に反対している最大の理由がこれだと判断している．逆に，新自由主義派の官僚（内閣府や経済産業省に多い）や研究者は，このような国際的常識を知らず，市場メカニズムの導入により医療費（最低限，医療価格）を引き下げることが可能と単純素朴に考えている．

混合診療の全面解禁には国民意識の壁

　混合診療の全面解禁には，このような経済的理由以外に，政治的理由＝国民意識の壁もある．それは，混合診療についてのどんな世論調査でもそれの支持は10～20％にとどまっていることである[12]．たとえば，日本医師会総合研究機構「第1回医療に関する国民意識調査」（2002年度実施）では，「お金を払える人は追加料金を払えば，保険で給付される以上の医療やサービスを受けられる仕組み［混合診療］」に賛成した一般国民は17.9％，患者は12.2％にすぎなかった．世帯年収1000万円以上の高所得者（一般国民）でこの割合はやや高いが，それでも26.8％にとどまっていた．なお，田村誠氏は「なぜ多くの一般市民が医療格差導入に反対するのか」を，多くの「実証研究の結果をもとに」多面的に検討し，「医療に関しては，多くのお金を支払った人がよりよい医療が受けられるという医療格差導入に一般市民が反対するのは，相当根深いものがある」と結論づけている[13]．

新自由主義的医療改革をめぐる論争は今後も継続

　はじめにでは，医療分野にも市場原理の全面的導入を目指す第1のシナリオ（新自由主義的医療改革）はすでに頓挫したと指摘したが，これは改革の大枠についての認識である．今後も，医療制度改革をめぐる政府・体制内の対立が継続することは間違いない．その結果，様々な妥協・調整が行われ，それにより医療費抑制政策がさらに強化されるとともに，「特定療養費制度の見直し」（特定療養費を廃止し，「保険外併用療養費」を支給することにより，混合診療を部分解禁する）等を通して，第2のシナリオ寄りの医療保険制度の部

分的公私2階建て化が徐々に進む可能性が大きい．

しかし先述した「新自由主義的医療改革の本質的ジレンマ」と混合診療の全面解禁に反対する国民意識の壁があるために，新自由主義的改革派が一方的に勝利して，医療分野に市場原理が全面的に導入される事態がおこらないことは確実である．

なお，先述したように，2003年3月の閣議決定で「将来にわたり国民皆保険制度を堅持する」ことが改めて確認されて以降は，かつて国民皆保険解体を提唱した新自由主義派の人々も，表向きは国民皆保険制度を是認する一方，公的医療費（保険給付費）の厳しい抑制と混合診療の全面解禁による医療保障制度の全面的公私2階建て化を目指すように方針転換している[4]．そのために，当面の医療改革のシナリオは，理念的・全体的には私の定義した3つのシナリオであり続けるが，医療保険制度改革に限定しては，第1のシナリオの目指す全面的2階建て化，第2のシナリオの目指す部分的・限定的2階建て化，および公的医療費の総枠拡大の3つとなっている[2]（92頁）．

おわりに——よりよい医療制度をめざした私の改革提案

以上，一部を除いて，私自身の価値判断はできるだけ棚上げして，3つのシナリオ説の概略と留意点を述べてきた．最後に，「よりよい医療制度」をめざした改革についての私自身の価値判断（提案）を簡単に述べたい．

公的医療費の総枠拡大

まず，私の考える「よりよい医療制度」を目指した改革は，日本の医療制度の2つの柱（国民皆保険制度と民間非営利医療機関主体の医療提供制度）を維持しつつ，医療の質と医療の安全を向上させ，あわせて医療情報の公開を進めることである．その際，「社会保障として必要かつ充分な……最適の医療が効率的に提供される」ことが不可欠である．これは私の主観的願望ではなく，2003年3月の閣議決定「医療保険制度体系及び診療報酬体系に関する基

本方針」に明記された，小泉政権の公約でもある．

　このような改革を進めるためには，公的医療費の総枠拡大が不可欠である．その根拠は，日本は，総医療費水準（対GDP比）が主要先進国（G7）中最下位な反面，総医療費の患者負担割合は主要先進国中もっとも高いという，歪んだ医療保険制度を持つ国になっていることである[注7]．実は，医療費水準がG7で最も低い国は長らくイギリスであったが，ブレア政権が2000年度から同国の医療費水準をヨーロッパ平均に引き上げることを目的にして，医療費拡大政策を着実に実施しているため，日本は，2004年から，G7中医療費水準が最低の国になっている[14]．患者負担割合がG7中もっとも高いのは国民皆保険制度のないアメリカであるが，意外なことに，厚生労働省の外郭団体である医療経済研究機構の調査によると，差額ベッド代などの非公式の患者負担を加えた日本の実質患者負担割合は，90年代後半（1998年）からアメリカよりも高くなっている[15]．

　私は公的医療費の総枠拡大の主財源は社会保険料の引き上げであり，補助的に，たばこ税，所得税と企業課税，および消費税の適切な引き上げも行うべきと考えている[注8]．

医療者の自己改革と制度の部分改革

　しかし，私はリアリストとして，国・自治体の財政危機に加えて，国民・患者の強い医療不信を考えると，それが短期的に実現する可能性は残念ながらないとも判断している．各種世論調査によると，国民の大半は医療サービスの向上と平等な医療の維持を求め，混合診療の導入には強く反対しているが，公的医療費の総枠拡大に不可欠な社会保険料や租税負担の引き上げに対する支持は極めて低いからである．

　そのために私は，平等な医療を守りつつ医療サービスの向上を実現するためには社会保険料や租税負担の引き上げが必要だと国民が納得し，第3のシナリオを支持するようになるためには，医療者が自己改革を行い，国民・患者の医療不信を払拭することが不可欠だと考えている．そのために，個々の

医療機関レベルの自己改革と,個々の医療機関の枠を超えたより大きな制度改革を提唱している.

具体的には,前者は①個々の医療機関の役割の明確化,②医療・経営両方の効率化と標準化,③他の保健・医療・福祉施設とのネットワーク形成または保健・医療・福祉複合体(「複合体」)化の3つであり,後者は①医療・経営情報公開の制度化,②医療法人制度改革,③医療専門職団体の自己規律の強化の3つである(これらの詳細については,はじめにであげた2冊の私の著作を読まれたい[1][2]).

ここで「複合体」とは,公私の医療施設が,同一法人または関連・系列法人とともに,何らかの保健・福祉施設(入所施設だけでなく在宅・通所施設も含む)を開設し,保健・医療・福祉を一体的に提供しているグループを指す(詳しくは,『保健・医療・福祉複合体』[16]参照).このような「複合体」は,2000年の介護保険制度創設前後から,急増している.

私はこれらの改革が,第3のシナリオ実現の「必要条件」と判断している.ただし,これらが行われれば第3のシナリオが自動的に実現すると楽観しているわけではない.その意味で,これらの改革は第3のシナリオ実現の「十分条件」ではない.

抜本改革は不可能——国内的・国際的経験から

医療関係者の中には,政府の進める医療制度の抜本改悪(大改悪)には反対だが,抜本改善(大改善)は不可欠であり,私の改革案は生ぬるいと思われる方も少なくない.実は,私自身も,かつては「抜本改善」の夢を持っていた.しかし,この数年間,国内および国外の医療改革の経験を学ぶことにより,今では,抜本改悪も抜本改善も不可能であり,部分改革(部分改善または部分改悪)の積み重ねしかないと判断するに至っている.以下,その理由を簡単に述べて,本章を終わりたい.

まず,国際的経験について述べると,1980年代以降,主要先進国で,医療(保険)制度の抜本改革を一気に実現した国はない.抜本改革を試みた国は

数カ国あるが，すべて失敗している．たとえば，イギリスのサッチャー首相は1980年代後半，国営医療（NHS）を解体し，医療に市場メカニズムを導入する抜本改革を非公式に検討したが，国民の抵抗が強く，それの発表そのものを断念し，国営医療の部分改革に方針転換した．逆にアメリカのクリントン大統領は，1993年の就任直後，4000万人を超す無保険者問題を抜本的に解決するため，鳴り物入りで国民皆保険法案を提案したが，議会と国民の強い反対にあい廃案となってしまった．

次に国内的経験について述べると，戦後医療の60年で医療（保険）制度の抜本改革はたった１回しか行われていない．それは，1961年に実施された国民皆保険である．正確に書くと，これも一気に実施されたわけではなく，４年計画で着実に実施された．

抜本改革の狂想曲（ラプソディー）は２回ある．１回目は1965年から1972年までであった．２回目は1997年から始まったが，2003年で終演した．それどころか，個々の重要な制度改革の実現にも非常に長い年月がかかっている．たとえば老人医療費無料化から定額負担導入までに10年かかっている（1973～1983年）し，定額負担から定率負担導入までには17年もかかっている（1983～2000年）．1994年に実施された入院時食事自己負担導入には16年かかっている（1978～1994年）．

このような国内外の経験を踏まえると，どんな立場の改革であれ，抜本的な改革を一気に実現できないことは共通の認識にすべきである，と私は考えている．

注
[１] **日本の中央省庁改革と内閣府・経済財政諮問会議の誕生**
　　日本では2001年に中央省庁の大規模な再編成が行われ，従来の１府22省庁が１府12省庁に統合された．この再編により，旧厚生省と旧労働省は統合され，厚生労働省になった．
　　この改革で特筆すべきことは，内閣機能強化の一環として，内閣総理大臣（首相）を長とする，強大な内閣府が創設されたことである．内閣府には，経済財政政策全般の最高審議機関として経済財政諮問会議が設置された．この会

議は，内閣総理大臣を含めた関係大臣6人，日本銀行総裁，4人の民間議員（大企業経営者，大学教授各2名）の合計11人で構成される．さらに，内閣府には規制改革を推進するための規制改革・民間開放推進会議が設置された．その委員の大半は大企業経営者と新自由主義派の大学教授である．

中央省庁改革以降，内閣府と経済財政諮問会議（民間議員），規制改革・民間開放推進会議は新自由主義的改革の推進者となっている．経済産業省も当初，新自由主義的医療改革（株式会社の病院経営解禁，混合診療の全面解禁等）を主張していたが，最近はそれを取り下げている．最強官庁である財務省は，内閣府や経済財政諮問会議等と共に公的医療費の抑制を強力に推進しているが，株式会社の病院経営解禁，混合診療の全面解禁には慎重である．それらが結果的に公的医療費の増加をもたらすことを懸念しているためである．

[2] 年金と社会福祉・介護等での政府・体制内の対立

医療以外の，年金，社会福祉・介護，労働衛生分野での，政府・体制内の改革路線の対立の概略は，以下の通りである．

年金制度改革では，長年，新自由主義派（第1のシナリオ）と厚生労働省派（第2のシナリオ）との間で大論争が行われてきた．新自由主義派の主張がストレートに盛り込まれた経済戦略会議「最終答申」(1999)は厚生年金の完全民営化を主張していた．しかし，最終的には，2004年の年金制度改革で厚生労働省派が現実的にも理論的にも勝利し，大半の新自由主義派は，年金の2階部分の民営化という主張を放棄するか，年金制度改革について沈黙するようになっている．

社会福祉基礎構造改革についても，新自由主義派は，当初，社会福祉法人制度の解体を含めて，市場原理の全面的導入を目指したが，最終的に挫折し，厚生労働省派が勝利した．介護に関しても，新自由主義派は，当初，税法式（財源は消費税）と「バウチャー方式の選択制」を主張し，経済戦略本部「最終報告」(1999年)にそれが採用されたが，小泉政権成立後，経済財政諮問会議と規制改革・民間開放推進会議はそのような主張を放棄し，現行の介護保険制度を是認するようになっている．そのため，年金と社会福祉・介護保険の改革に関しては，現在では，政府・体制内での対立は，表面的には鮮明ではなくなっている．

労働衛生に関しても，新自由主義派は労災保険の民営化をめざしているが，これについては2003年に総合規制改革会議（規制改革・民間開放推進会議の前身）内部で大論争が生じ，同会議内での合意さえ得られなかった．

[3] マネジドケア・システムの日本への導入がありえない4つの理由

日本では，1990年代末に医療界と財界の一部でマネジドケアが医療改革の切り札として注目され，経済戦略会議「最終答申」にもそれが盛り込まれた．しかし，その流行は短期間で終わり，2001年以降は，それの導入を主張する有力な組織・個人はなくなった．私は，今後も，マネジドケア・システムの日本への導入は100％ありえないと判断している．その理由は以下の4つである[1]）（30頁）．

第1の理由は，アメリカでは1990年代にマネジドケアの矛盾が噴出した結果，現在では，マネジドケアは悪の代名詞となり，医療関係者の間だけでなく，一般市民や一般ジャーナリズムのレベルでも「悪いもの」という認識が定着したからである．

第2の理由は，マネジドケアがアメリカで急速に普及したのは医療費を抑制できるからだったが，1990年代末から医療費が再び急増するようになったため，それが否定されたためである．

第3の理由は，小泉政権の成立により新自由主義的な医療改革の流れ（第1のシナリオ）が強まったが，経済財政諮問会議「骨太の方針」には「日本版マネジドケア」が盛り込まれなかったからである．

第4の理由は，意外なことに，わが国でマネジドケアを導入した場合に主力となると期待されていた健康保険組合（大企業の従業員を対象にしている）が，本心では，マネジドケアはおろか保険者機能の本格的強化も望んでいないからである．なぜなら，保険者機能を強化し，個々の医療機関と直接契約を結ぶためには，膨大な情報化投資が必要なだけでなく，医療機関や医師会・病院団体と対等に交渉できる優秀な人材（医師等の医療職も含む）の確保が不可欠である．そのためには，事務管理費を大幅に増やす必要があるが，それは現在の保険者の負担能力を超えるからである．

なお，私は，わが国の医療水準の向上のために，疾病管理やケア・マネジメント等，マネジドケアの個々の「医療管理技法」を，「マネジドケア・システム（医療保険による医師・医療機関と患者の管理システム）」から切り離してわが国に導入することは可能とも判断している．しかし，それを敢えてマネジドケアと呼ぶ必要はない．

[4] 社会保障制度の公私2階建て説は2つある

私は『「世界一」の医療費抑制政策を見直す時期』（1994）で，「厚生省の医療・福祉・年金改革の共通戦略」を「3分野に共通した『中間層（中所得者層）のニーズにこたえる』『2階建て制度』の確立」と規定した7)138頁）．これは2階建て説のわが国で最初の提起であった．

二宮厚美氏はその6年後の2000年に，主として介護分野を対象として「新自由主義の2階建て福祉構想」を提起した17)．二宮氏は，その後，この「2階建て構想」を医療を含む社会保障制度全体に拡張している．ただし，二宮氏は政府・財界が一体的に「新自由主義的改革」を進めていると主張しており，医療・社会保障については政府・体制内の改革シナリオが分裂しているとする私の理解とは全く異なっている．

そのため，私は，最近では，第1のシナリオの目指している2階建て化を「全面的」2階建て化，第2のシナリオが目指している2階建て化を「部分的」2階建て化と呼んで，区別するようにしている．

[5] 新自由主義的医療改革をめぐる私と二宮厚美氏等との論争

韓国の社会政策・社会福祉学界で福祉国家性格論争が華々しく行われているのと異なり，日本では社会保障制度改革の性格付けをめぐる研究者間の本格的

論争はほとんど行われていない．その例外が，小泉政権成立直前に「21世紀の社会保障と福祉国家」について，私と二宮厚美氏等とのあいだで行われた論争である18)．この論争では，3つのシナリオ説に立つ私と現在の医療・社会保障改革全体を新自由主義と位置づける二宮氏等との間で，新自由主義，厚生労働省の路線，社会保障の2階建て化，介護保険と医療保険との関係，保健・医療・福祉複合体（二木）と社会産業複合体（二宮）の違い等について激しい論争が行われた．現在の医療・社会保障改革全体を新自由主義とする論者の主な著書としては，二宮厚美『現代資本主義と新自由主義の暴走』19)と横山寿一『社会保障の市場化・営利化』20)がある．

[6] 先進国医療の「3極構造」論

これは，私が，1992〜1993年にアメリカUCLA公衆衛生学大学院に留学し，日米医療の比較研究を行う中で到達した分析枠組み（仮説）である．

従来，日本では，日本対「欧米」という比較が普通だった．しかし，少なくとも医療・福祉に関しては，日本対ヨーロッパ（カナダ，豪州を含む）対アメリカという，「3極構造」で比較すべきである．簡単に言えば，ヨーロッパ諸国が主流（「国際標準」），日本とアメリカは，逆方向の両極端の国と言える．

私は，『「世界一」の医療費抑制政策を見直す時期』では，次の3つの指標を示した（データは1991年7)(13頁)）．第1に，総医療費のGNPに対する割合は，ヨーロッパ諸国間では近似しており，約8パーセントである（厳密に言えば，主要国中イギリスは6.6%で相当低い）．それに対して，アメリカは13パーセントと極端に高く，逆に日本は5パーセントと極端に低い．第2に，病院100床当たり職員数も，ヨーロッパ諸国の平均185人に対して，アメリカはその倍の350人，逆に日本はその半分以下の80人である．第3に，病院総数の平均在院日数に関しても，ヨーロッパ平均16日に対して，アメリカは9日と極端に短く，逆に日本は50日と異常に長い．

その後の検討で，病院開設者，医療保障制度，公私医療の関係にも「三極構造」があることを確認した21)．

[7] 1人当たり総医療費は医療費水準の指標としては不適切

医療費水準の国際比較の指標としては，総医療費のGDPに対する割合がもっともよく用いられるが，1人当たり総医療費（為替レートに基づくドル表示）が用いられることもある．これによれば日本はOECD加盟国の中位水準であり，厚生労働省等はこれを根拠にして，日本の医療費水準が必ずしも低くないと主張している．しかし，1人当たり医療費は為替レートの変動の影響を受けやすく，しかも日本円の対ドル為替レートは日本の物価水準の高さを反映したPPP（購買力平価）よりはかなり高いため，為替レートに基づく日本の1人当たり医療費は過大表示となる．

また，各国の医療費水準（総医療費の対GDP，1人当たり医療費の両方）は各国の所得水準（1人当たりGDP）に大きく規定される（所得水準が高い国ほど医療費水準も高い）ことが，マクロ医療経済学的に実証されているため，各国の医療費水準を比較する場合には，所得水準が同じ国々と比較する必要が

［8］ 消費税を公的医療費拡大の主財源にするのは困難

　　私は『21世紀初頭の医療と介護』で，「医療・介護の財源私論」を書いたときには，たばこ税の引き上げ，公共事業費の削減，軍事費の削減，累進課税と企業課税の引き上げという左派の定番メニューを列挙した上で，「消費税の逆進性を改善・緩和した上で，一部を医療・福祉費の財源に充当することは十分検討に値する」と書いたが，社会保険料の引き上げについてはまったく触れなかった1)(17頁).

　　しかし，その後，多くの医療経済学・医療政策研究者や厚生労働省関係者等と率直に意見交換する中で，現在の政治的力関係や財政事情を考慮すると，消費税引き上げの大半は年金の国庫負担引き上げや財政赤字縮減の財源として用いられ，医療費にまわる余地はほとんどないため，いわば消去法として医療費増加の主財源は社会保険料しかないと判断するようになった．ただし，これはあくまで，現時点での私の「政治判断」であり，社会保険料の方が優れていると考えているわけではない．私は，社会保険料と消費税には一長一短があり，どちらが原理的に望ましいとの「価値判断」はできないと考えている．

　　なお，私が司会をした日本病院会のシンポジウム「国家財政と今後の医療政策」(2005年8月)では，全シンポジスト(財務省，厚生労働省，日本医師会，日本病院会所属，および田中滋慶應義塾大学教授)が，医療費増加の財源として社会保険料をあげた22)．また，山崎泰彦・連合総研編『患者・国民のための医療改革』の座談会Ⅱ(厚生労働省OBの2人の研究者が参加)でも，日本の医療「保険料は料率も上昇率も高くな」く，今後引き上げる余地がある点について合意されている23)(86頁).

文　献

1) 二木立『21世紀初頭の医療と介護——幻想の「抜本改革」を超えて』勁草書房，2001.
2) 二木立『医療改革と病院——幻想の「抜本改革」から着実な部分改革へ』勁草書房，2004.
3) 二木立「混合診療問題の政治決着の評価と医療機関への影響」『月刊／保険診療』60 (2)：87-92，2005.
4) 二木立「厚生労働省『医療制度構造改革試案』を読む——『医療費適正化』部分を中心に」『社会保険旬報』No. 2261：12-19，2005.
5) 二木立「より悪い制度にしないために——小泉政権の医療改革の批判的検討」『北海道医報(北海道医師会)』No. 1049附録：12-20，2006.
6) 二木立『複眼でみる90年代の医療』勁草書房，1991，p 74.
7) 二木立『「世界一」の医療費抑制政策を見直す時期』勁草書房，1994.

第 3 章　医療政策の分析枠組み

8）Esping-Andersen G. *The Three Worlds of Welfare Capitalism*. Basil Blackwell, 1990.（岡沢憲芙・宮本太郎監訳『福祉資本主義の 3 つの世界』ミネルヴァ書房，2001）
9）Esping-Andersen G. *Social Foundations of Postindustrial Economies*. Oxford University Press, 1999.（渡辺雅男・渡辺景子『ポスト工業経済の社会的基礎』桜井書店，2000）
10）尾形裕也「OECD 諸国における医療制度改革の動向」『医療と社会』12（2）：79-106，2002.
11）OECD. *Private Health Insurance in OECD Countries*. OECD, 2004.
12）二木立「医療・社会保障についての国民意識の『矛盾』」『文化連情報』No. 335：20-21，2006.
13）田村誠「なぜ多くの一般市民が医療格差導入に反対するのか──実証研究の結果をもとに」『社会保険旬報』No. 2192：6-11，2003.
14）二木立「日本の医療費水準は2004年に主要先進国中最下位となった」『文化連情報』No. 331：30-32，2005.
15）医療経済研究機構「1998年度日米の国内総医療支出（TDHE）」2001.
16）二木立『保健・医療・福祉複合体──全国調査と将来予測』医学書院，1998.
17）二宮厚美「新自由主義的福祉改革と福祉労働」『賃金と社会保障』No. 1277・1278：60-77，2000.
18）二木立・伊藤周平・後藤道夫・二宮厚美「21世紀の社会保障と福祉国家」『ポリティーク』2 号：96-143，2001.
19）二宮厚美『現代資本主義と新自由主義の暴走』新日本出版社，1999.
20）横山寿一『社会保障の市場化・営利化』新日本出版社，2003.
21）二木立「医療・保険制度の国際比較」『医療'94』10巻12号，1994.
22）田中滋・向井尚紀・武田俊彦・三上裕司・石井暎禧・二木立「（シンポジウム）国家財政と今後の医療政策」『日本病院会雑誌』53巻 7 号，2006.
23）山崎泰彦・連合総研編『患者・国民のための医療改革』社会保険研究所，2005.

第Ⅱ部
私の研究の視点と方法

第4章　私の研究の視点と方法
　　──リハビリテーション医学研究から
　　　医療経済・政策学研究へ

はじめに

　私が1972年に東京医科歯科大学医学部を卒業してから，今年（2006年）で35年になります．最初の13年間は，東京都心の地域病院（代々木病院）で脳卒中早期リハビリテーションの診療と臨床研究，および医療経済学を中心とした社会科学の勉強と研究の「二本立」の生活を送りました．その後，1985年に日本福祉大学に赴任し，以来22年間，医療経済学と医療政策研究（医療経済・政策学）の視点から，政策的意味合いが明確な実証研究と医療・介護政策の分析・予測・批判・提言の「二本立」の研究・言論活動を行ってきました．後者の多くは「時論」（時評・評論）です．しかもこの間継続的に学部教育と共に大学院教育を担当し，教育方法と内容の改善を行ってきました．

　1985年に日本福祉大学教授になった後も，2004年までの19年間，古巣の病院で診療（リハビリテーション外来と往診）を週1日継続し，「研究のための研究」ではない，現実を踏まえた研究をめざしてきました．また，私は学生運動世代であり，それを通して身につけた社会変革の「志」を今も持ち続けているため，現実の医療と医療政策の問題点を事実に基づいて明らかにするだけでなく，現実の医療制度・政策の改善に多少なりとも寄与しうる研究や提言も行うように努めてきました．

　本章では，このような合計35年間の勉強と研究のプロセスをふり返りながら，私の研究の視点と方法について出来る限り具体的に述べます．読者が，これを通して，研究の意義と面白さ，および厳しさを理解し，自分なりの研究の視点と方法を身につけるヒントを得ることを期待しています．研究方法

の一環あるいは基礎となる資料整理の技法については**第5章**で詳しく述べます.

本章は3部構成とし,まず私の職業歴と研究歴をやや詳しく述べます.次に,私の研究の心構え・スタンスと福祉関係者・若手研究者へ忠告を行います.3番目に私の研究領域と研究方法の特徴について述べ,最後に(やや宣伝めいて恐縮ですが)大学院入学のすすめを行います.

1 私の職業歴と研究歴

まず,私の職業歴と研究歴について述べます.私がこのような「自分史」に触れる理由は2つあります.

1つは,私が研究方法論を身につけたプロセスを具体的に語ることにより,若手研究者や大学院生がそれを身につけるためのイメージを持てるようにするためです.もう1つは,どんな社会科学研究も,それを行う個々の研究者の職業歴・研究歴と価値判断に大きく規定されるからです.

私は,少なくとも社会科学研究については,「価値自由」な(価値判断を完全に除いた)研究はありえないと思っています.この点について,アメリカの医療政策研究の泰斗ローマー教授は以下のように述べています.「医療制度のような社会現象の分析は常に研究者の視点に影響される.私は,得られる諸事実がすべてしかも誠実に示されている限り,その解釈が特定の社会的又は倫理的価値判断に基づいている場合にも,これを『偏っている』とみなすべきだとは考えない」(Roemer MI: National Health System of the World Volume 1. Oxford University Press, 1990, p. ix).

(1) 東京都心の地域病院での臨床医時代の13年

私の自分史は,東京都心の地域病院(代々木病院)での臨床医時代の13年(1972~1984年度)と日本福祉大学に赴任してからの22年(1985~2006年度)に2分できます.まず前者について述べます.

私は，1972年3月に東京医科歯科大学医学部を卒業した団塊の世代で，学生運動中心の学生生活を送りました．そのため，医学部在学中も，医学書より社会科学書や哲学書を読みふけり，読書ノートをつけていました．一番長い読書ノートを書いたのは，レーニン『哲学ノート』でなんと65頁も書きました（私の「読書ノートの技法」については第5章の3で詳しく紹介します）．

　当時は，医学部卒業直後の新卒医師の8割が大学病院に残っていました．しかし私はそこには残らず，大学卒業直後の1972年4月，患者の立場に立った医療改革を志して東京都渋谷区の公益法人財団代々木病院（現・医療法人財団東京勤労者医療会代々木病院）に就職しました．同病院で2年間内科研修を行った後，東大病院リハビリテーション部に1年間「国内留学」し，上田敏先生からリハビリテーション医学（と神経内科）の基礎を叩き込まれました．翌1975年7月，代々木病院に戻ってリハビリテーション科（当初は理学診療科）を開設し，さらに1977年にリハビリテーション病棟開設に参加しました．

脳卒中早期リハビリテーションの診療と臨床研究

　このようにして1975年度から10年間，上田先生の指導を受けながら，脳卒中早期リハビリテーションの診療と臨床研究に従事しました．この間，東大病院リハビリテーション部の医局勉強会にほぼ皆出席しました．この勉強会は週1回夜6時から約3時間開かれ，主な内容はリハビリテーション医学の専門雑誌・専門書の輪読会や学会発表の予行演習等でした．参加者は，当初（1975年）は，上田先生と江藤文夫医師（私と同期．前・東大リハビリテーション部教授）と私の3人を含めてほんの数人でした．その後徐々に増えましたが，それでも10数人の「小所帯」でした．勉強会の前後には，上田先生に日常診療上の相談をするだけでなく，研究指導も受けました．

　私の臨床研究の出発点は事例研究（質的研究）でした．最初は日本リハビリテーション医学会の地方会（1975年）で，次いで全国大会（1977年）で研究発表しました．演題名はそれぞれ，「奇異性歩行または歩行失行症の3

例」,「発症後1年以上後に著名な回復をみた純粋失読症例」です.

その後,1980年前後からは,「**第一線病院での日常診療の指針となるようなリハビリテーション医学研究**」に取り組むようになりました.研究は次の二本柱で行いました.1つは脳卒中医療・リハビリテーションの体系化という社会医学的研究,もう1つは脳卒中リハビリテーション患者の早期自立度予測という臨床医学的研究です.これらは一見まったく異なる研究のように見えますが,脳卒中リハビリテーションを科学的,効果的,効率的に進める研究という点で共通しています(「脳卒中・リハビリテーションの研究」『リハビリテーション医学全書第14巻』月報,1980).

第1の柱である脳卒中医療・リハビリテーションの体系化の研究を行う上では,後述する経済学を中心とした社会科学の勉強で得た知識と方法が大変役に立ちました.

第2の柱の集大成は,論文「**脳卒中リハビリテーション患者の早期自立度予測**」(『リハビリテーション医学』19巻4号:201-223,1982)です.この論文では,量的研究(統計的検討)と質的研究(例外的患者の事例調査)を組み合わせて,発症後早期からリハビリテーションを実施した個々の脳卒中患者の最終自立度(発症後6ヵ月時の歩行能力)を早期から予測する種々の基準を作成しました.手前味噌ですが,これは「二木の基準」として,現在でも一部の病院で使用されているだけでなく,日本リハビリテーション医学会等5学会が合同で作成した『脳卒中治療ガイドライン2004』の「脳卒中リハビリテーションの予後予測」の項でも引用文献としてあげられています.ちなみに,この論文は『リハビリテーション医学』史上最長の論文(全23頁)で,同誌の規定枚数を大幅に超過したため,20万円を超える掲載料を支払いました.

この研究を行った前後の期間(1979~1984年)には6年連続で日本リハビリテーション医学会で研究発表し,その地方会(関東地方リハビリテーション医学懇話会.年4回開催)でも,1981~1983年になんと8回連続して研究発表しました.国際学会(リハビリテーション医学または神経内科学の)でも1980~1982年に3年連続研究発表しました.

私の学会発表回数は，大学病院所属医師を含めて，若手医師の中で突出していました．実は，私も東大病院から代々木病院に戻った直後は，大学（病院）に対する多少の「気後れ」があったのですが，このような実績を通して，それは完全に払拭できました．

　私がリハビリテーション医となった1970年代には日本の脳卒中リハビリテーションは主として慢性期患者を対象とする温泉病院で行われ，都市部で早期リハビリテーションを行っている病院はごく限られていました．しかもその経験をきちんとまとめて学会発表する医師はまだ少なかったため，それを励行した私はいつのまにか「都市型リハビリテーションの旗手」（上田先生の評価．『総合リハ』17（2）：130，1989）となりました．上田先生は，早くから地域に密着したリハビリテーションや脳卒中早期リハビリテーションの重要性を強調されていましたが，それを当時大学病院で行うことは不可能であったため，代々木病院での私の診療と研究が先生の考えを検証・実証する役割を果たしたと言えるかもしれません．

　私と上田先生との共著『脳卒中の早期リハビリテーション』（医学書院，1987）は日本福祉大学赴任後に出版しましたが，内容的には代々木病院勤務医時代の臨床研究の集大成であり，しかもリハビリテーション医学分野でのEBM（根拠に基づく医療）の先駆けとなりました．具体的には，脳卒中患者の早期自立度予測，脳卒中患者の障害の構造，脳卒中リハビリテーション病棟の運営，脳卒中医療・リハビリテーションのシステム化と費用効果分析等について，代々木病院での実証データに基づいて，包括的に論じました．

　本書は，旧厚生省が「国民医療総合対策本部中間報告」（1987年6月）で脳卒中患者の「発症後早期のリハビリテーション」を初めて提起したとき，担当者の「バイブル」にされたと聞いています．

病院の管理業務への参加

　病院勤務が長くなるに従って，診療に従事するだけでなく，徐々に管理者的な立場に移りました．具体的には，リハビリテーション科医長，研修委員

長，病棟医療部長，救急医療部長，財団理事（最年少）になりました．

それに伴い，リハビリテーション病棟の運営だけでなく，病院全体の運営と経営の近代化にも参加しました．その最大の功績は，稲田龍一院長の下，病棟医療部長として，病院全体の平均在院日数の短縮に努め，1976年まで40日を超えていたものを1983年には21.8日へと，7年間で半減させたことだと思います（『医療経済学』医学書院，1985，第6章Ⅱ病院経営と医療管理，220頁）．このような管理業務をする上では，次に述べる医療問題・医療経済学の勉強と研究が大いに役立ちました．と同時に，この活動を通して，病院「経営改善を医療内容と切り離して考えるのではなく逆に医療内容の向上と結合した病院経営の改善を追究することの必要性を痛感」し，「医療経済学への関心が加速」されました（『医療経済学』あとがき，278頁）．

医師1年目から医療問題研究家になるための勉強

私は，先述したように学生運動を通して社会科学の面白さに目覚めていたため，代々木病院就職時から将来医療問題研究家になるための「2年間のプラン」を立てていました（1972年5月7日の日記カードより）．

そのために，研修医になったばかりの1972年4月から，医師国家試験の受験勉強のために1年間中断していた社会科学の勉強をすぐ再開・継続するとともに，主な本の読書ノート書きを励行しました（B5判，1冊約50頁）．これは，代々木病院勤務医時代の13年間継続し，合計31冊約1500頁に達しました．これと平行して，病院内で「弁証法研究会」を組織し，『マルクス主義弁証法の歴史』（ロゼンターリ編著，森宏一訳．大月書店，1973）をテキストとした勉強会を始めましたが，テキストが超難解だったこともあり，2年で休止してしまいました．

これでも分かるように，私は研修医1年目は，「個別的」な医療問題の研究よりも，「普遍的」な哲学・科学論の方に興味を持っており，2年間の研修終了後は勤務医を続けながら東京都立大学哲学科（夜間）に進学することも考えていました．そのためもあり，研修医1年目に一番精読した本は，岩

崎允胤・宮原将兵『現代自然科学と唯物弁証法』(大月書店，1972) とヘーゲル『小論理学』(岩波文庫) でした．もちろん医療問題の本も相当読みましたが，現実の医療政策の本よりも，より「普遍的」な医療技術論の本に惹かれました（川上武『現代医療論——医療にとって技術とは』勁草書房，1972).

しかし，東京都立大学への進学準備も兼ねて参加したある民間の哲学研究会で，講師（某一流大学の教員）がテキスト（レーニン『唯物論と経験批判論』の日本語訳）の解釈に終始し，私の素朴な質問・疑問にまともに答えられないほど「頭が悪い」ことに驚き，以下のような「悟り」を開きました．哲学者で，新しい思想・理論を生み出せるのは天才だけであり，それ以外の哲学者は天才が生みだした理論の解釈をするだけだ．自分は秀才ではあるが，天才ではないので，新しい思想・理論を産み出すことはできない．それに対して，**医療問題の研究は，天才でなくても，コツコツと努力すれば，何か新しい発見ができる**．最後の1文は，次に述べる川上武先生の若手医師・研究者指導時の口癖でもありました．私の哲学者に対するこのような「偏見」は，日本福祉大学教員になってから，ますます強まりました．

そのために，勤務医2年目の終わり頃には「臨床医の視角から医療問題の研究をする」という「基本姿勢」を確立しました（1974年3月18日の日記カードより）．ちなみに私の最初の単著『医療経済学』（医学書院，1985）の副題は「臨床医の視角から」です．

医学史研究会で川上武先生の指導を受ける

順序が逆になりましたが，私の社会科学の勉強・修行で決定的だったことは，研修医1年目から，学生運動の先輩の三浦聡雄医師と増子忠道医師（ともに，当時東京・柳原病院勤務）に誘われて，医師・医事評論家の川上武先生（杉並組合病院前院長）が主催していた医学史研究会関東地方会（毎月例会を開催）に参加したことです．現在と異なり，当時は医療問題について系統的に著作を発表していた研究者は全国的に見ても川上先生だけでした．そのために，医学生運動の経験者はほとんど全員が，先生の著作，特に『日本の医

第4章 私の研究の視点と方法

者』(勁草書房, 1961) の読者であったと言っても過言ではありません. しかも私は, 学生時代に2回, 先生にお願いして講演をしていただいていました (1967年の東京医科歯科大学教養部自治会の講演会, 1971年の全国医学生ゼミナールの講演).

医学史研究会への参加が契機となり, 若手研究者 (の卵) の発掘・育成を重視されていた川上先生の御厚意で, 研修医1年目に論文「医療基本法」を執筆させていただきました (『講座・現代の医療第3巻 医療保障』日本評論社, 1973年2月所収). これは, 私にとって最初の文章修行の機会になりました. 今でも忘れられないのは, 先生から,「**唯物論的に書け**」(言葉を上滑りさせるな) と徹底的に叩き込まれたことです. 当時の私には, 学生運動の経験を通して身につけた「観念的に書く」(運動を盛り上げるために, 意識的・無意識的に, 大げさに書く) 癖がしみついていたのですが, 先生の指導でそれがだいぶ矯正されました.

これ以後, 医学史研究会関東地方会の例会と二次会, および川上先生との少人数勉強会 (それぞれ月1回開催) に参加しながら, 社会科学と医療問題の勉強を継続しました. 後者の常連は, 川上先生以外は私と上林茂暢医師 (柳原病院内科. 現・龍谷大学教授) だけで, 経済学を中心とした日本語の社会科学書や医療経済学の英語文献をテキストにしました (英語文献は私が選択). これらとは別に, 上田先生 (リハビリテーション医学だけでなく社会科学・社会医学の造詣も深い) とも, 2人だけの社会科学書や統計学書中心の勉強会をほぼ毎月行いました.

このような勉強を通して,「川上先生の影響もあり, 真の医療改革は現実の医療の技術論的分析と社会科学的分析に裏打ちされなければならないと痛感」するとともに, 私「自身の元来の数学好きもあり, 特に医療の経済的分析に興味を持つようになり」ました (『医療経済学』あとがき, 277頁).

私の経済学の勉強に弾みがついたのは, 1974年に川上先生との少人数勉強会に, 市川洋先生 (筑波大学教授. 故人) に講師として来ていただき, 西川俊作『計量経済学のすすめ』(毎日新聞社, 1970) をテキストとする系統的な講

義(全8回)を受けてからでした.市川先生は日本独自の研究を非常に大切にされる方で,研究会の帰りに歩きながら,「研究テーマの決定法」について,以下のように語られたことを今でもよく覚えています.「外国文献にめっぽう強い友人に,これこれのテーマについて外国では研究しているかと聞き,していないテーマだけを研究する」(1974年3月12日の日記カードより).

医師6年目で「臨床医脱出5か年計画」

このような勉強を通して,医療の実態を反映した医療経済学の本格的な研究を志すようになり,1977年8月31日に「臨床医脱出5か年計画」を立てました.

ただし,私がこう決断するまでには少し迷いがありました.私は医学部卒業後6年間,川上先生の指導を受けながら医療問題についての論文も少しずつ発表していましたが,同時に上田先生の指導を受けて脳卒中の早期リハビリテーションについての臨床研究論文も積極的に発表し,しかもこの研究に大変面白さと意義を感じるようになっていました.そのため,一時は,臨床医を辞めて医療問題の研究者になるという医学部卒業直後の決意が少し揺らぎ,常勤医として脳卒中リハビリテーションの診療と臨床研究を続けつつ,医療問題について副業的に発言する道もあるのではないか,と迷いが生じたのです.

しかし,その迷いを一刀両断のもとに断ち切ってくれたのが,上田先生でした.1977年の初夏(5月28日),上田先生に私の迷いを相談したところ,先生はアッサリこう言われました.「君は臨床医を辞めて,医療問題の研究者になるべきだ.リハビリテーション医学の研究をする若手医師は,君以外にもこれからどんどん出てくるが,医者を辞めてまで医療問題の研究をする人間はほとんどいない」.私は,当時すでに上田先生の有力な「門下生」であったのですが,上田先生のご自身の利害(門下生を増やすこと)を超えた,率直でクールな助言のおかげで,私の迷いは消えました.そして,先述したように,同年8月末に「臨床医脱出5ヵ年計画」を立て,9月からそれに着手

し始めました.

2つの大学院で会計学と公共経済学の演習を聴講

　当初はこの5年間で病院勤務医を辞めて経済学系の大学院に入学しようと考え，その準備も兼ねて，1978年度に会計学の権威だった明治大学商学部山口孝教授の大学院演習を，1979年度には医療経済学の第一人者だった一橋大学経済研究所江見康一教授の大学院演習（ただし演習のテーマは財政学・公共経済学）を，ともに週1回聴講し，日本語・英語の専門書の読解と討論に参加しました．テキストは，それぞれ，『近代財務分析』（ドナルド・E・ミラー著，青山英夫訳．地人書館，1978）と"Public Sector Economics"（by C. V. Brown, P. M. Jackson. Martin Robertson, 1978）でした．山口先生の演習を聴講したのは，先生の新著『企業分析』（新日本出版，1977）に感銘を受け，当時始めていたフィルム産業の分析にその手法を用いたいと思ったからで，山口先生に直接聴講のお願いをしました（この研究は，後述する『日本医療の経済学』所収）．江見先生については，川上先生に紹介していただきました.

　この2つの聴講は，私にとって会計学と財政学・公共経済学，広くは経済学のまたとない「義務教育」の場になりました．独習や医師・医療職だけが参加する経済学の少人数勉強会だけでは，どうしても勉強や理解の偏り，あるいは思わぬ誤解が避けられないからです.

　両教授や大学院生との日常的交流を通して，現実・経験から出発する医療分野の研究者と理論・規範から出発する社会科学分野の研究者との発想と常識の違いを知り，カルチャーショックを受けました．特に驚いたのは，大学院生が自己の専門分野についての制度や現実を詳しく知らないまま，いわば腕力勝負で数値計算をしていることでした.

　大学院演習の聴講の「副産物」は，私の文献・英語読解力や論理的思考力は現役大学院生と比べても遜色なく，しかも問題意識ははるかに鮮明であることが分かり，将来，医療経済学研究者としてやっていける自信を持てたことです．これは私の独断ではなく，1980年にオランダのライデン市で開催さ

れた世界医療経済学会では，校務で参加できない江見先生に依頼されて，先生の報告「医療の効率と経済システム」を代読しました．この学会は医療経済学としては初めての世界規模の学会だったのですが，参加した日本人は私と都留重人先生の2人だけでした．しかし，そのおかげで私にとって「雲の上の人」であった都留先生と直接お話しすることができました．

大学院進学から論文博士取得に方針転換

しかし，その後，私の場合は，勤務医を辞めて大学院に入学するのは，時間的にも経済的にも非効率と判断しました（当時は，現在と異なり，社会人のための働きながら学べる夜間大学院は存在しませんでした）．そこで，勤務医を続けながらリハビリテーション医学の研究業績を積み重ねて医学博士号（論文博士）を取得するのと平行して，医療経済学の勉強・研究も継続し，社会科学系大学の教員に転職する「戦術」に転換しました．

これも，上田先生の次のような助言によるものでした．「医者を辞めるためにこそ，医学博士号をとる必要がある．医学博士号は，医学部だけでなく，他学部の教員になる場合にも必ず役に立つ」．私は学生運動世代で，しかも卒業後大学医局に残らず，地域病院にすぐ就職したため，医師として生きる上で博士号の取得が必要だと考えたことはまったくなく，むしろそれに抵抗感すら持っていたので，この助言は新鮮でした．

私は，当時，すでに脳卒中早期リハビリテーションの研究論文をかなり発表していたのですが，東京大学の博士号は臨床研究（「技術」研究）ではとれず，「科学」研究をする必要があると言われました．そこで，東大病院から代々木病院に戻った1975年からコツコツと作成していた脳卒中入院患者の名簿（当時は個人ではコンピュータは使えず集計用紙に記入したもの）からコンピュータ処理用のデータベースを作成し，それを用いて「脳卒中患者の障害の構造」を統計学的に解析することにしました．

そのために1981年度から東大の研究生となり，上田先生と津山直一先生（整形外科学教室教授兼リハビリテーション部長）の指導を受けながら，正味2

年で博士論文を書きあげ，1983年9月に博士号を取得しました（「脳卒中患者の障害の構造の研究」『総合リハビリテーション』11巻6‐8号，1983）．

これは脳卒中発症後代々木病院に7日以内に入院した患者523人を対象として，①片麻痺と起居移動動作の回復過程，②機能障害の構造および機能障害・年齢と能力障害との関係，③日常生活動作の構造を，当時最先端の統計解析ソフト（SPSS：「社会科学のための統計パッケージ」．現在でも定番ソフト）を用いて包括的に検討したものでした．なお，この論文は合計35頁で医学博士論文としては異例に長いものでしたが，雑誌に3回に分けて掲載したため，先述した「脳卒中リハビリテーション患者の早期自立度予測」論文ほどには，多額の掲載料を払わなくてすみました（社会科学分野の博士論文と異なり，医学博士論文は概して非常に短く10頁を超えることは稀です）．

津山先生の名言で今でも忘れられないものがあります．それは「**無知な者ほどたくさんの発見をする**」で，これは若手研究者が，先行研究の検討をキチンと行わずに，わずかな経験に基づいて新しいことを発見したと錯覚しがちなのを戒めた言葉です．私も，大学院生の論文指導で先行研究の検討の重要性を強調するときに，いつもこの名言を借用しています．

博士論文執筆の過程で推測統計学を本格的に勉強

博士論文執筆の過程で，推測統計学と英語を本格的に勉強しました．

実は私は1972年に医学部を卒業後，社会科学・医療問題の勉強を始めた当初から，元来の数学好きのためもあり，社会統計学の本を何冊も読み，それを論文執筆に活かしていました．たとえば，ある研究者から，「統計学の方法論を学ぶ上での必読文献」として推薦されたレーニン『ロシアにおける資本主義の発展』を読んで感銘を受け，自分なりに「レーニンの統計利用法」をまとめた上で，川上先生の指導を受けながら，その方法を私的医療機関の階層分化の分析に応用しました（「戦後医療機関の変遷」『医学史研究』No.43，1974）．今からふり返るとこの論文はレーニンの手法をやや機械的に適用したものでしたが，これ以降，統計数値をみるとき，平均値だけでなく，デー

タの分布やバラツキに常に注意する癖がつきました.

しかし,推測統計学はそれまできちんと勉強していませんでしたので,次の3つの方法で1981〜83年の3年間に集中的に勉強しました.

①統計学の本を入門書から専門書まで系統的に読み,しかも社会科学書の場合と同じく,詳細な読書ノートをつけました(合計10冊).統計学的検定の手引き書としてもっとも重宝したのは,杉田暉道・他『統計学入門』(医学書院,第3版,1976)でした.この本は1968年に初版が発行され,現在でも第7版(2001)が流通している超ロングセラーです.この当時に購入した佐久間昭『薬効評価Ⅰ・Ⅱ』(東京大学出版会,1977, 1981)は,現在でも時々使っています.

②代々木病院の脳卒中患者のデータを用いて,まずは電卓で簡単な統計処理を行い,次いで東大病院電算室でSPSSを用いて高度な統計解析を行いました.この解析を行う際には,東大病院電算室の開原成允先生と東京医科歯科大学の佐久間昭先生の個別指導も受け,統計処理(特に多変量解析)の意義と限界,落とし穴を学びました.その際,重回帰分析では,投入する「変数の組」を少し変えるだけで,結果がガラリと変わることを嫌というほど体感しました.今でも忘れられないのは,脳卒中患者の最終歩行自立度を被説明変数(従属変数)とする重回帰分析で,説明変数(独立変数)に下肢のマヒの重症度と上肢のマヒの重症度の両方を加えると,もっとも重要な変数は下肢ではなく上肢のマヒの重症度になってしまったことです.この経験を通して,統計計算の結果よりも「医学的判断を優先する」視点が身につきました.

③統計学の本格的な講習会・勉強会に参加しました.それらは,日本科学技術連盟主催の「臨床試験(CT)における統計入門セミナー」,同「多変量解析セミナー」等です.それが縁で,1983年には多変量解析研究会の第7回シンポジウムで「脳卒中リハビリテーション患者の早期自立度予測」についての研究発表を行いました.これにより,自分の研究が統計のプロの間でも通用すると自信を持ちました.

博士論文執筆を通して身につけた統計学の知識と統計処理能力は,その後,

医療経済・政策学の実証研究をする上でも大変役立ちました．

英語の本格的勉強と国際学会での「他流試合」

「臨床医脱出5か年計画」を始めた直後から，将来大学所属の研究者として不可欠な英文読解力を身につけるための勉強を本格的に始めました．

医学や医療経済学の専門文献はそれ以前からそれなりに読んでいましたが，これ以降は，上田先生の助言により，総合的な英語読解力をつけるために，英語の推理小説（ペーパーバック）読みと英語週刊誌 Newsweek の定期購読も行うようになりました．上田先生の指導は徹底しており，はじめは，私の語学力に対応するペーパーバック（アガサ・クリスティーやペリーメイスンのシリーズ物）を何冊もわざわざ選んで購入してくれました．上田先生がもっとも強調されたことは，**研究者に必要な英語力とは英会話ではなく読解力**であり，そのためには語彙（vocabulary）を増やすことと速読の技術を身につける必要があるということでした．速読の技法は松本道弘『速読の英語』（プレジデント社，1980．改訂新版，1997）で学び，それをペーパーバックや Newsweek を読む際に適用しました。

英語の勉強で役だったのは，リハビリテーション医学関係の面白い英語文献の要旨を簡潔にまとめて，『総合リハビリテーション』（医学書院）の「文献抄訳」欄に投稿することでした．

さらに，「他流試合」として，1980〜1984年の5年連続して，国際学会等で英文での研究発表を行い，英語でのディベイト能力（正確にはそれの前提となる「度胸」）を身につけました．

これらのうち4回は医学関係の学会・会議での発表で，しかもすべて上田先生に指導されながらの発表でしたが，残りの1回は，1983年にフランス・リールで開かれた，検査と薬についての「医療経済学国際会議」での発表で，上林茂暢医師と2人だけで参加しました．幸い，私の報告「日本におけるCTの急速な普及の分析」は会議の優秀論文として，Social Science and Medicine 誌に掲載されました（The wide distribution of CT scanners in Japan.

Social Science & Medicine 21：1131-1137, 1985. 日本語論文は『医療経済学』医学書院, 1985所収).

フランス語の勉強にも挑戦

英語の勉強とあわせて, 1981年9月からはフランス語の勉強も始めました. なぜなら, 東京大学で博士号を取得するためには, 英語を含めた2ヵ国語の語学試験に合格することが条件になっていたからです. 当時医学部出身者の大半は教養課程で学んだドイツ語を選択するのが普通でした. しかし私は, フランスの医療経済学教科書の翻訳（G・ロッシュ著, 武見太郎監訳『医療経済学入門』春秋社, 1980）を読んで, フランスでも医療経済学の研究が相当進んでいることを知っていたので, 敢えてフランス語に挑戦しました.

ただし独習には限界があると感じ, 約2年間フランス語の家庭教師について集中的に勉強しました. その際会話の勉強はまったく行わず, 読解力をつけることに専念しました. そのおかげで, 一時はフランス語のリハビリテーション医学や医療経済学の文献を実用的に読めるレベルに達し, 前者の抄録を上記『総合リハビリテーション』に投稿したりしました. しかし, 博士号取得後はフランス語の勉強はまったく行わなかったために, この能力はいつのまにかなくなってしまいました.

英語にせよフランス語にせよ, 私が外国語の勉強をする上での啓示になったのは次の言葉です.「**外国語を勉強するのはザルで水をすくうようなものだ. すくってもすくってもその場から水は漏れる. しかしこれを辛抱して何百回, 何千回でもすくっていると, いつかはザルに苔が生え, ざるの目がつまってくる. そしてはじめて水が余り漏れなくなって, 水をすくうことのできるようになるものだ**」. これはドイツ語の神様と言われた関口存男先生の言葉だそうです（渋谷達雄『読めるが話せぬ人の英会話』日本能率協会, 1978, 22頁）. 私はこれを読むまでは, 辞書で同じ単語をひくたびに自分の記憶力の悪さに嫌気を感じていましたが, この言葉を知ってからは, 憑き物がとれたように語学の勉強が進むようになりました.

第4章　私の研究の視点と方法

勤務医時代に『日本医療の経済学』と『世界のリハビリテーション』を出版

　私の医療経済学の最初の著作は，医師になって7年目に出版した川上武・二木立編著『日本医療の経済学』（大月書店，1978）です．この本は日本医療についての初めての包括的な経済学的分析として相当注目を集め，「朝日新聞」でも書評されました（1978年11月5日朝刊）．これを書かれたのは都留重人先生だとお聞きしていますが，その中で「統計資料などに密着したことは，批判を浮き上がらないものにするのに役立っているが，ときには，資料がそろっている範囲までで，議論が止まっている場合もなくはない」というコメントの後半は，私の執筆した章への批判と自戒しました．

　私の初めての単著である**『医療経済学——臨床医の視角から』**（医学書院，1985）は日本福祉大学に赴任した直後に出版しましたが，原稿は代々木病院勤務の最後の年にまとめ，臨床医時代の医療経済学の勉強と研究の総まとめと言えます．この本は，「初めて臨床医の目でもって医療経済学を見るとどうなるか，という非常に新しい視点に立った本」として，かなり注目されました（江見康一「戦後日本における医療経済研究の系譜と今後の課題」『生存科学』vol. 9, SeriesA：67-80, 1998）．しかも，出版後20年以上経った現在でもまだ，売れ続けています．

　両著出版の中間の1980年に，二木立・上田敏『世界のリハビリテーション——リハビリテーションと障害者福祉の国際比較』（医歯薬出版）を出版しました．これは，1978年に国際リハビリテーション医学会（IRMA）参加とヨーロッパ諸国の代表的なリハビリテーション施設見学のツアー（上田先生が団長）に参加した折りに，各国の統計書等を買い漁り，帰国後にそれの紹介を『総合リハビリテーション』に長期間連載したものを一書にまとめたものです（1978年8月号から1979年12月号まで全16回連載）．これにより，私はしばらくの間「国際通（派）」との評価を受けるようになりました．

　そのためもあり，1978〜79年度には東京大学教養学部「自主ゼミ」（学生が自主的に学外講師を選定するが，単位は通常通り認定される）の非常勤講師になりました．幸いなことに，後述する日本福祉大学教員採用審査の際，これ

が「教育歴」としてカウントされました.

「脱医者」の最後の一押しは中曽根政権の臨調行革路線

ここで，常勤医を辞めて医療経済学研究者になろうという私の気持ちに最後の「一押し」を与えたものについて簡単に述べます．それは中曽根康弘首相が，「戦後政治の総決算」を掲げて1980年代前半に進めた臨調・行革路線（臨時行政調査会・行政改革路線）でした．中曽根政権が実施した，老人保健法による老人医療の有料化（1983年2月）や健康保険法「抜本改革」による健康保険本人の10割給付原則の廃止（1984年10月）は，低所得患者の受診機会を抑制するとともに，医療機関に深刻な経営困難をもたらしました．このような財政優先の「上から」の医療費抑制政策ではなく，医療の費用対効果比を高めるという経済学的に正しい意味での医療の効率化を「下から」進めるためには，医療の実態（特に医療技術の特殊性）を熟知している医師出身の医療経済学研究者が求められており，「いよいよ自分の出番が来た」と使命感を感じました．

「修業時代」の5つのキーワードまたは教訓

以上のような私の13年間の「修業時代」から，研究者になるための5つのキーワードまたは教訓が得られます（ただし，これらがどこまで一般化できるかは，私自身も分かりません）．

第1は，「継続は力」です．これの重要性については語られ尽くされていますが，私の経験で特に強調したいのは以下の3つです．①専門に偏らない幅広い勉強（私の場合は医学と経済学を中心とした社会科学の勉強）と②英文読解力を身につけるための勉強，および③主な本については読了後に読書ノートをつける．

第2は，**少人数勉強会または「寺子屋教育」**を続けることです．知識だけでなく論理的思考・発言能力を身につけるためには，多人数で受ける一方的な講義・研修は限界があり，参加者どうしで率直に意見交換できる少人数勉

強会が不可欠です．私にとって特に力がついた勉強会は以下の4つです．①東大病院リハビリテーション部医局勉強会，②医学史研究会関東地方会の例会と二次会，③川上先生グループの少人数勉強会，④上田先生との2人だけの社会科学中心の勉強会．私にとっては，これらが大学院での演習（ゼミ）の代替的役割を果たしました．これら（への参加）はいずれも，私が1985年に日本福祉大学教員になってからも，相当長期間継続しました（特に③は1974年～1995年の22年間継続）．

第3は，第2とも重なりますが，**「良い指導者」につく**必要です．独習のみでは，知識は増えても，研究方法論は身につかないからです．この点について，社会人出身の日本福祉大学大学院生の末田邦子さん（当時）は，「研究方法論が身につかなければ，知識は生かされず，時間の経過とともに知識は知識でなくなる」と述懐していました．

私は，幸いなことに，医学部卒業直後から，医療問題・社会科学の勉強と研究については川上武先生，リハビリテーション医学の勉強と研究については上田敏先生という，両分野の最高峰の先生から，継続的に個人指導を受けることができました．

「良い指導者」の資質にはいろいろありますが，私は広い意味での研究方法論を身につけており，しかもそれを論文指導を通して教えられることが一番大事だと思っています．「教わる相手を選別する能力もないと，プロの世界では生きていけない」（「日本経済新聞」1996年2月3日夕刊「鐘」．野村克也選手評）．なお，船曳建夫『大学のエスノグラフィティ』（有斐閣，2005）の第1章ゼミの風景からは，「よい先生」について多面的に考察しており，一読に値します．

第4は，**「他流試合」**の必要性です．これは長く日本学術会議会長を務められた黒川清先生（医師）の口癖で，先生は若い医師に対して，出身大学以外の大学・病院で研修・修行することを奨励されています．私は医学部卒業直後に母校（東京医科歯科大学）の大学病院に残らずに地域病院（代々木病院）で初期研修をしただけでなく，リハビリテーション医学の研修も母校で

はない東大病院で行ったため，他流試合の効用がよく分かります．私は，若手の研究者や大学院生の場合には，大学・職場外の勉強会や研修会への参加や学会発表等も「他流試合」になる，と考えています．これにより，所属組織外の「人脈」を形成することもできます．

第5は，「**この世は業績**」です．具体的には，自己の研究や仕事をまとめ，学会で積極的に発表し，それをすぐ論文化することです．学会発表は，まずは地方会で「腕試し」を行ってから，全国レベルの学会での発表に挑戦するのが安全です．私は，このような業績づくりは，大学に所属していない在野の研究者や研究者志向の専門職業人でこそ必要だと考えます．大学所属の医師・研究者と違い，在野の医師・研究者が社会や学会で一人前の研究者として認められるただ1つの道は，高水準の学会発表や研究論文を発表し続けることだからです．ここで注意しなければならないことは，大学の教員採用審査では，学会発表は「研究業績」とならず，あくまで専門雑誌（できるだけレフリー付きの雑誌）に論文を掲載して初めて「研究業績」と見なされることです．

ちなみに，ある大学院生のレポートによると，私の大学院演習・講義での口癖は，「この世は金だ」，「この世は業績だ」，「この世は信頼（関係）だ」，「この世は教養だ」の4つだそうです．ただし，最初の「この世は金だ」はホリエモン流の金儲けの奨めではなく，この世を動かしている最大の要因は経済・金だ，あるいは「恒産なくして恒心なし」（孟子），という意味です．

（2） 日本福祉大学での22年

大変幸いなことに，私が博士号を取得した翌1984年に日本福祉大学社会福祉学部教員の公募があり，教授として採用され，1985年度から赴任しました．1977年に立てた「臨床医脱出5か年計画」よりは2年遅れましたが，概ね計画通りと言えます．

公募に応じた研究者の中では，私が研究の質量両面で他を圧倒していたと思います．しかし，まだ教員としては若手（当時37歳）で，しかも教育経験

がごくわずかしかなかった私が，民間中規模病院の勤務医から，講師・助教授を飛び越えて「三段跳び」で教授に採用されたのはきわめて異例であり，間違いなく東大の博士号があったおかげです．当時に比べて，現在では博士号の価値はやや低下していますが，それでも博士号を取得していると，教員採用時に圧倒的に有利な事情は変わりません．

「専門を問題にするな，勤務地にこだわるな」

　ただし，私の採用科目は，私が得意とは言えない「障害児の病理と保健（リハビリテーション医学を含む）」でした．当時社会福祉学部長だった児島美都子先生は，学部教育改革の一環として，社会福祉教育の枠を拡大するために「リハビリテーション医学」科目の新設を構想されておられたのですが，まだ学内合意が得られず，苦肉の策として，養護学校教員免許取得のための必須科目である「障害児の病理と保健」で公募しつつ，カッコ内に「リハビリテーション医学を含む」を挿入されたそうです．ただし，実際にリハビリテーション医学が初めて開講されたのは，私が赴任後7年目の1991年からでした．

　しかも，東京人からみると，愛知県に行くのは「都落ち」のイメージがありました．さらに現在と異なり，当時，日本福祉大学は東京ではほとんど無名の大学で，私の友人医師の大半は東京にある日本社会事業大学と混同していました．

　そのため，当初は公募に応じることに少し逡巡しましたが，川上・上田両先生から異口同音に「教職に就ける最初のチャンスを絶対に逃すな」と叱責されました．日本福祉大学赴任後数年してベストセラーになった鷲田小弥太『大学教授になる方法』（青弓社，1991）には，大学教員になるためには，「『専門』を問題にするな」，「勤務地にこだわるな」（89-94頁）と書かれており，両先生の判断の正しさを遅まきながら実感しました．

　教職志向の若手研究者や大学院生が，勤務地はともかく自己の専門にこだわるのはある意味で当然とも言えます．しかし教職を志望している場合，自

分の専門に完全に合致する採用科目での公募に過度にこだわると，教職に就くチャンスを自分で狭めることになるのも事実です．また，私に限らず，採用科目＝教育担当と個人的研究領域・テーマがずれている教員は少なくありません．

ただし私は，代々木病院勤務医時代は脳卒中リハビリテーションに従事しており，障害児の医療やリハビリテーションについては断片的知識しかありませんでしたから，採用が決まってから赴任するまで，および大学に赴任してから数年間は，障害児医学のニワカ勉強を続けなければならず，大変でした．特に，この科目は赴任後数年間は私1人が担当する通年科目であり，それまでほとんどみたこともない精神機能の障害児（知的障害児，自閉症児，てんかん児等）についても講義しなければならず，まるで「講釈師，見てきたように嘘をつき」だと，自嘲していました．幸い，赴任後6年目の1990年度から，この科目は，総論と身体障害児を対象とする「障害児の病理と保健Ⅰ」と，精神機能の障害児を対象とする「同Ⅱ」に分割され，私は前者のみを担当することになり，負担がかなり減りました．

日本福祉大学に赴任して驚いた2つのこと

日本福祉大学に赴任して驚いたことが2つあります．1つは，大学教員は「理性の人」ではなく，「生身の人間」あるいは「感情の人」であることです．教授会の議論を聞いていて，昔のことや既得権にいつまでもこだわって感情丸出しの発言を延々とする教員が少なくないことに驚きました．ただし，さすがに，最近はこのような教員は減ってきました．

もう1つ驚いたことは，大学教員の多くは研究業績（outcomes）が驚くほど少ないことです．日本福祉大学は私が赴任した1985年度以前から，「専任教員研究業績調査票」を公開していたのですが，驚いたことに，1985年度分では，新任教員である私が量的にはダントツの1位だったのです．この状態はその後10数年続きました．逆に，「調査票」を数年分まとめて見ても，研究業績がまったくない教員も少なくありませんでした（これは，最近は改善さ

れています).教員の中には,「研究は量より質が大事」と豪語(弁解?)している方もいますが,日本福祉大学に赴任してから22年間の私の経験では,毎年の研究業績が継続的に極端に少ない教員で,全国リーグで通用する研究を発表している方はいません.

毎年1冊著書を出版すると決意しほぼ実行

そのためもあり,私は,日本福祉大学赴任直後に,毎年1冊著書(単著かそれに準じる本)を出版する決意をしました.その実績は以下のように,本書を含めて,1985～2006年度の22年間で18冊です(13冊は単著.5冊は共著又は翻訳).うち2冊は学会賞等を受賞しました.ただし,2001年度以降は,加齢による能力と気力の低下のためか,あるいは大学の管理業務に継続して就いているためか,2年に1冊のペースに落ちています.

『医療経済学——臨床医の視角から』(医学書院,1985)

『脳卒中の早期リハビリテーション』(上田敏氏と共著.医学書院,1987.第2版,1992)

『リハビリテーション医療の社会経済学』(勁草書房,1988)

『現代日本医療の実証分析——続 医療経済学』(医学書院,1990)——吉村賞受賞

『90年代の医療——「医療冬の時代」論を越えて』(勁草書房,1990)

『保健医療の経済学』(V・R・フュックス著.江見康一氏,田中滋氏と共訳.勁草書房,1990)

『複眼でみる90年代の医療』(勁草書房,1991)

『90年代の医療と診療報酬』(勁草書房,1992)

『第2版リハビリテーション白書』(日本リハビリテーション医学会白書委員会委員長.医歯薬出版,1994)

『「世界一」の医療費抑制政策を見直す時期』(勁草書房,1994)

『日本の医療費——国際比較の視角から』(医学書院,1995)

『保健医療政策の将来』(V・R・フュックス著.江見康一氏,権丈善一氏と共

訳．勁草書房，1995）

『公的介護保険に異議あり——もう一つの提案』（里見賢治・伊東敬文氏と共著．ミネルヴァ書房，1996）

『保健・医療・福祉複合体』（医学書院，1998）——社会政策学会奨励賞受賞

『介護保険と医療保険改革』（勁草書房，2000）

『21世紀初頭の医療と介護——幻想の「抜本改革」を超えて』（勁草書房，2001）

『医療改革と病院——幻想の「抜本改革」から着実な部分改革へ』（勁草書房，2004）

『医療経済・政策学の視点と研究方法』（勁草書房，2006）

　これらの著書のうち，私のライフワークと言えるのは『保健・医療・福祉複合体』です．これは，個人研究ではありますが，全国の延べ1644の個人・施設・組織の協力を得た大規模研究です．しかも単なる量的研究ではなく，特徴のあるグループ名も示した「顔の見える」研究となっています．そして，私が初めて概念を確立し全国調査を行った「保健・医療・福祉複合体」（略称は複合体）は今や，医療・福祉関係者の間で「一般名詞」になっています．

本・論文の執筆についての私の美学と信念

　ここで，本や論文の執筆についての私の美学と信念を4つ紹介します．ただし，これらは私の独断であり，普遍性はまったくありません．

　第1は，教科書・啓蒙書は書かないことです．私は，代々木病院勤務医時代から，何らかの新しい知見を書く研究論文には意欲が湧く反面，自分にとって分かり切ったことを書く啓蒙的論文を書くのは大の苦手で，依頼があってもほとんど断っていました．日本福祉大学に赴任した直後も，その延長で，若いうちは研究に専念したいと思い，それを22年間実行してきました．ただし，最近は，教科書・啓蒙書を書く能力もない（意欲がどうしても湧かずに書けない）ことに気付いています．

　この部分を読んで，私が研究偏重で教育を軽視していると誤解しないよう

に願います．私は，大学院の講義（医療経済学特講等）でも，学部の講義やゼミでも，最新の情報・データ，論文を入れた「講義資料集」を作成し，しかもそれを毎年改定しています．学生・大学院生の授業評価の結果からも，この方法は強い支持を得ています．

第2は，原則として単著を書き，本の分担執筆や編集は極力断ることです．

第3は，論文を書くときも，常に後日，本（論文集）に収録することを念頭に置いて書くことです．逆に，本に収録できない啓蒙的論文やすでに書いたことの焼き直し論文は極力書かない（依頼があっても断る）ようにしています．この流儀は川上先生に教えていただいたのですが，本（論文集）を効率的に出版する上で非常に有効です．

第4は，社会科学の研究業績は，自然科学と異なり，論文ではなく，本（単著）で評価されることです．論文は，本（単著）を出版するための1ステップと言えます．そのためもあり，私は，「**50歳以上で単著のない教員は研究者と言えない**」と公言しています．ただし，最近は，文部科学省の科学研究費の審査や，各大学（特に国公立大学）の教員採用や教員昇格の審査では，社会科学分野でも，単著よりもむしろレフリー付きの論文が重視される傾向にあるのも事実です．

名古屋に転居して見えてきたこと──「東京は日本ではない」

話が戻りますが，私は，日本福祉大学に赴任してからちょうど2年後の1987年4月1日に，東京から名古屋市に転居しました．東京人には信じられないことですが，名古屋では平均的勤労者は一戸建ての家を購入するのが社会規範になっていました．

それはともあれ，私が名古屋市に転居して研究者として一番良かったことは，長い間の東京生活でいつの間にか染みついていた「東京中心主義」から脱することができたことです．具体的には，東京にいる時には，東京を中心とした都市部対地方（農村部）という二分法の発想があり，しかも現在東京で起こっていることがいずれ日本全体に波及するかのようにイメージしてい

ました．しかし，名古屋市に住むようになって，このような発想は誤りであり，東京あるいは首都圏は日本の中でも例外的な地域であると，東京を相対化できるようになりました．その結果，霞ヶ関で作られるわが国の医療政策の多くが「東京中心主義」で作られており，それが東京以外の「地方」にさまざまな歪みをもたらしていることにも，遅まきながら気づきました．

　アメリカに有名なジョークがあります．「ニューヨークはアメリカではない．しかし，ニューヨークのないアメリカはない」．同じことが東京にも言えると思います．「東京は日本ではない．しかし，東京のない日本はない」と（『医療改革と病院』勁草書房，2004，75頁）．

「二本立」の研究――名は体を表す

　はじめにで述べたように，私は日本福祉大学に赴任してから22年間，医療経済学の視点から，政策的な意味合いが明確な実証研究，および医療・介護政策の分析・予測・批判・提言の「二本立」の研究・言論活動を継続してきました．

　あわせて，2004年4月まで19年間，古巣の代々木病院で週1日診療（リハビリテーション専門外来と往診）を継続し，愛知と東京での，大学教員と非常勤医師との「二本立」生活をしてきました．当初代々木病院での診療は，後任のリハビリテーション科医の育成・指導のために数年間に限って行う予定でした．しかし，私の古くからの患者（「急患」ならざる「旧患」）の診療継続の強い要望があっただけでなく，私にとっても**診療を続けることで医療の「現実感覚」（リアリティ）を保てる**ため，思いもかけず長期間継続することになりました．

　ちなみに私の姓名には2つの特徴があります．1つは「二本立」に類似していること，もう1つは左右対称で裏表がないことです（縦書き時）．共に名は体を表すと言え，親に感謝しています．

　ただし，1999年度以降は大学の管理業務（大学院社会福祉学研究科長→社会福祉学部長→大学院委員長）を継続しているためもあり，本格的な実証研究は

残念ながら休止中です．しかし，医療・介護政策についての時論（時評）の執筆は継続しています．幸い，『文化連情報』編集長の高杉進氏に同誌の2004年10月号から「二木教授の医療時評」という自由に書ける連載枠をつくっていただき，ほぼ毎号，執筆しています（2006年9月までの丸2年間で累計31回）．

アメリカ留学の効用

　私は，1992年8月～1993年8月の1年間，アメリカUCLA（カリフォルニア大学ロサンゼルス校）公衆衛生学大学院に留学し，（新古典派）医療経済学の勉強と日米医療の比較研究に従事しました．留学したのは日本福祉大学に赴任してから8年目で，44歳の時でした．留学期間中は，同大学院および近接するランド研究所（全米有数の医療問題のシンクタンク）で医療経済学や医療政策関連の講義やセミナーを聴講するとともに，主として長期休暇時に，カリフォルニア州やオレゴン州の病院やナーシングホームを見学しました．その際，最先端の病院ではなく，できるだけアメリカの平均的施設を見学するようにしました．

　あわせて，スタンフォード大学医療政策比較研究プロジェクト（アキ吉川氏が主催）でほぼ毎月「二木セミナー」を開講し，若手研究者に私の研究を講義しました．この講義では事前に英語の完全原稿を作成して参加者に配布するとともに，講義後にそれを大学院生に細かく添削してもらいました．これにより，英語で研究論文を書くコツが大分分かりました．

　これらの勉強と経験を通して，「アメリカ（医療）という『窓』を通してみると，日本にいるときには気づかなかった，日本の医療と医療政策の特質がよく見えてきました．と同時に，わが国医療の良さを保持しつつ，医療の質を引き上げるためには，『世界一』**厳しい医療費抑制政策の見直し・転換が不可欠**なことを，実感しました」（『「世界一」の医療費抑制政策を見直す時期』1994，あとがき．ただし，ですます調に変更）．

　実は，アメリカ留学前の私は，実証研究に重点を置き，医療改革や「ある

べき医療」についての発言はやや抑制していました．しかし，アメリカ留学後からは，公的医療費の総枠拡大を実現するための具体的改革提案を積極的に行うようになりました．

アメリカ留学では，日本とアメリカの医療制度はまったく異なるため，単純な日米医療の比較研究は意味がないことにも気付きました．アメリカとヨーロッパ諸国があらゆる面で大きく違うことが広く知られるようになった現在とは異なり，1990年代の前半には，日本では，医療についても，日本対「欧米」という比較が普通でした．しかし，私は，少なくとも医療・福祉に関しては，日本対ヨーロッパ（カナダ，豪州を含む）対アメリカという，「3極構造」で比較すべきだと考えるべきと考えるようになりました．簡単に言えば，ヨーロッパ諸国が主流（「国際標準」），日本とアメリカは，逆方向の両極端の国なのです（『「世界一」の医療費抑制政策を見直す時期』13頁．**第3章**注6も参照のこと）．

さらにアメリカで主流の新古典派医療経済学（市場原理に基づく資源配分を絶対化）は，少なくとも日本の医療問題・政策の分析には，無力なことを発見しました．その主な理由は，医療サービス価格が公定価格である日本の医療制度を，医療でも市場原理（価格メカニズム）が働くことを前提とした新古典派理論（モデル）で分析するのは，原理的に無理があるからです．

現実にも，私はアメリカ留学帰国後から現在に至るまで，新古典派理論（モデル）を用いた医療経済学研究で，日本の現実の医療問題の認識を深めたり，医療政策の分析に寄与した研究をみたことがありません．ただし，新古典派の研究者が，新古典派理論（モデル）に依拠せずに行った実証研究（医療サービス研究）の中には，わが国の医療問題の認識を深めた研究が少数存在します（以上について詳しくは，**第1章の1参照**）．

アメリカ留学の効用はもう1つあります．それは，アメリカ留学を通して，もともとあった「左翼（左派・革新派）ナショナリスト」の傾向がより強まり，**日本医療の改革は日本医療の歴史と現実から出発しなければならない**と確信するようになったことです．私はアメリカに限らず，どこの国であれ，

特定の国を礼賛する「出羽の守」は，現実の改革には無力だと考えています．
　なお，一般には「ナショナリスト」＝右翼・右派・保守派というイメージがありますので，私は敢えて「左翼ナショナリスト」と自称しています．最近までこれは私の造語だと思っていたのですが，The Economist（イギリスの総合週刊誌）を読んでいると，英語にも "leftist nationalist" という用語があるようです（たとえば，2005年2月25日号の記事での，南米ベネズエラのチャベス大統領の形容）．

読みやすい文章を書けるようになった3つの要因

　手前味噌ですが，私の論文・文章は明快で読みやすいと褒められることが少なくありません．ただし，私は高校時代までは，数学が大得意で国語は大嫌いな典型的な理系人間でした（ただし，三木清訳のデカルト『方法序説』や『資本論』をかじる哲学青年でもありました）．そのため，医学部在学中に学生運動のビラを書くときも，なかなか良い文章が浮かんでこず四苦八苦していました．そんな私が，曲がりなりにも読みやすい文章を書けるようになった要因は，以下の3つだと思っています．

　第1は，駆け出しの研修医時代から，論理的に思考・執筆する2種類のトレーニングを積んだことです．1つは，自分なりに，知的生産の技術や論文の書き方の本を沢山読んだことです．医学部時代と研修医時代にくりかえし熟読し，もっとも影響を受けたのは**梅棹忠夫『知的生産の技術』**（岩波新書，1968）でした．

　もう1つは，先述したように，川上先生と上田先生から，論文の書き方を継続的に（添削）指導していただいたことです．川上先生からは，先述した「唯物論的に書け」に加えて，最初の1文・最初のパラグラフに「凝る」ことを教えられました．先生からは，簡潔な文章の書き方の最良の指南書として，清水幾太郎『論文の書き方』（岩波新書，1959）を推薦されました．この本は現在も版を重ねているロングセラーです．

　上田先生からは，実証研究論文を書く際，以下の3つを励行するよう，い

つも指導されました．①基本用語の定義を明確にする，②調査結果（事実）を分かりやすく正確に書く，③調査結果の解釈（考察）で飛躍を行わない．しかも先生からは，博士論文執筆までの10年間，ほとんどすべての医学論文の原稿に対して，それが真っ赤になるほど徹底した添削指導を受けました．

　第2は，日本福祉大学に赴任して以来22年間，学部のゼミ生と大学院生のレポート・論文の添削指導を徹底的に行ってきたことです．たとえば，学部3年のゼミ生には，年7回レポートを課し，毎回個別に添削すると共に，優秀レポートを1つまたは2つ選んで，「公開添削」しています．具体的には，特別に詳しく添削した優秀レポートを縮刷コピーして全ゼミ生に配布し，執筆した学生にそれを皆の前で読みあげさせ，そのレポートの良い点と直すべき点を1つ1つ指摘します．4年生に対しては，卒論草稿を月1回のペースで7回提出させ，毎回個別添削しています．大学院生の修士論文・博士論文の指導も同様です．添削時には，文章表現の誤り（テニヲハの乱れ等）のチェックに加えて，定義が曖昧な用語や論理の飛躍のチェックを行っています．ただし，学生・院生の思想・価値判断には介入しません．

　このような徹底した添削は，学生・院生からも「力がつく」と好評ですが，それにより，知らず知らずのうちに論文の書き方が血肉化するとともに，「言葉に対する感覚の鋭さ」が身につきました（尾形裕也氏による拙著『医療改革と病院』の書評．『社会福祉研究』No.91：122，2004）．代々木病院勤務医時代からの知り合いの雑誌編集者からは，日本福祉大学に赴任してから私の文章が「クリアになった」とほめられたこともあります．まさに，情けは人のためならず（の原義）です．

　第3は，論文を書くとき，「一切のタブーにとらわれず，事実と本音を書く」ことに徹していることです．この表現は，『90年代の医療』（勁草書房，1990）の「あとがき」で初めて活字にしましたが，すでに医師になって3年目の1974年10月30日の日記カードには，「医療問題のタブーに挑戦しよう」と書き記していました．逆に，特定の個人や組織に遠慮して書くと，どうしても，アイマイな文章になってしまいます．小山路男氏（上智大学教授．故

人）によると，そのような「悪文の標本」が，政府・省庁の各種審議会・委員会の意見書や答申だそうです．それらでは，「利害関係の調整を図りながら，意見を提出」するために，「文章は長いし，場合によってはどうにでも取れる玉虫色の表現をすることもある」からです（小山路男「文章のむずかしさ」『週刊社会保障』No.1019：27，1979）．

19年間大学外の組織の委員になったことがなかった

　私が他の同世代の多くの医療経済・政策学の研究者と異なることは，日本福祉大学に赴任してから2004年6月までの19年間，厚生労働省，日本医師会等，大学外のどんな組織の審議会・委員会の委員にもなったことがなかったことです（日本リハビリテーション医学会の評議員や社会保障等委員会委員は除く）．理由は単純で，依頼がなかったからです．ある病院団体幹部（故人）によると，「二木さんを厚生省の審議会の委員に推薦したが，担当者が『二木先生が入ると報告書がまとまらない』と言って拒否した」とのことです．

　ちなみに佐和隆光氏（京都大学教授）は，審議会委員選任の内幕を次のように述べています（『経済学への道』岩波書店，2003，112～113頁）．各省は，政府の審議会の委員を選ぶときに，「『省益』にかなう発言をする学者」だけでなく，日ごろ，「省益に反する発言をしている学者」でも「言うことや書くことが粗雑な学者を選りすぐるのである．そして，論理的にか，データを用いてか，学者の反『省益』的言説を，完膚無きまでに官僚が反証してみせる．反省益派の代表を自認する学者は，こうして無条件降伏を余儀なくされる」．これによれば，私は，官僚から「言うことや書くことが粗雑」ではなく，「無条件降伏」もしないと評価されていることになり，先述した病院団体幹部から得た情報と一致します．

　ただし，佐和氏の指摘がどこまで一般化できるかは分かりません．私の友人の研究者にも，この指摘に賛同する方と「極端にすぎる」と批判的な方の両方がいます．

　私自身は佐和氏の指摘はやや「極端にすぎる」と感じていますが，それで

も政府の審議会・委員会の委員になってから,「発言の自由」を自主規制し(?),政府の政策の問題点に気づいていても,それの批判を控えるようになった研究者を何人も知っています.

それどころか,まともな研究者なら,思想的立場を問わず,現実の政策にはプラス面とマイナス面の両方があることをよく理解しているはずなのに,審議会・委員会の委員になってからは,学会等の学術的な場での報告においてさえ,自分が立案に関わった特定の政策のプラス面のみを指摘し,マイナス面については沈黙する研究者がおり,愕然とさせられたこともあります.

さらに,政府の審議会・委員会の委員の「常連」になって,政府サイドからの情報提供に慣れたり依存してしまうと,自分で苦労して資料や情報を集める努力を怠ってしまい,その結果,政策の分析能力が衰える危険があるとも聞いています.

他面,私は,厚生労働省を含めて,主要団体の幹部や中堅・若手職員とは随時,非公式に意見交換しています.2004年6月からは日本医師会病院委員会委員(任期2年)に就任し,現在2期目ですが,これは代々木病院勤務医時代を含め,初めての勤務先外の役職です.理由は,依頼があったためと,植松治雄前日本医師会会長の社会保障拡充と医師会の自浄努力の方針に共感したためです.

2　私の研究の心構え・スタンスと福祉関係者・若手研究者への忠告

次に,「自分史」を踏まえて,私の医療経済・政策学の研究の心構え・スタンスと福祉関係者・若手研究者への忠告,および「研究者とあたま」についての私の独断を述べます(本章は,主として福祉関係者・研究者を対象とした「第1回日本福祉大学夏季大学院公開ゼミナール」での講演録に大幅に加筆したため,このような表現を用いています).

第4章 私の研究の視点と方法

（1） 私の研究の3つの心構え・スタンス

私の医療経済・政策学の研究の心構え・スタンスは以下の3つです.

第1は，医療改革の志を保ちつつ，リアリズムとヒューマニズムとの複眼的視点から研究を行うことです．リアリズムだけでは現状追随主義に陥るが，リアリズムを欠いたヒューマニズムでは観念的理想論になってしまうからです．上田先生のお言葉を借りると，「現実主義的理想主義」です（『リハビリテーションを考える』青木書店，1983，44頁）．ただし，リアリズムとヒューマニズムとの間には緊張関係があり，両者のバランスをどうとるか，いつも腐心しています．

この心構えは，アルフレッド・マーシャルの有名な「冷静な頭脳と温かい心」やアラン・S・ブラインダーの「ハードヘッド＆ソフトハート」（佐和隆光訳の同名書，岩波書店，1988）と共通すると思います．

ただし，マーシャルの正確な言葉は，「**冷静な頭脳を持ち，しかし温かい心をも兼ね備えた（cool heads but warm hearts）**」（*Memorial of Alfred Marshall*. Pigou AC (ed), MacMillan, 1925）です．権丈善一氏（慶應義塾大学教授）は，「普通に経済学の訓練をすれば，冷静な頭脳と温かい心情は平行して育たないため，マーシャルは意図してbutを使った」と解釈しており，私もそれに賛成です（同氏からの私信）．なお，同氏によると，ケインズはマーシャルの評伝で正しくbutと記載しているにもかかわらず，大野忠男訳『人物評伝 ケインズ全集第10巻』（東洋経済，287頁）では，なぜか「冷静な頭脳と温かい心情」と誤訳され，それが広く普及しているそうです．

なお，ブラインダーは，1980年代に，アメリカ民主党のソフトハート＆ソフトヘッドの政策と，共和党（レーガノミックス）のソフトヘッド＆ハードハートの政策の両方を乗り越えるために，「経済効率性を尊重する『ハードヘッド』な頭脳と，経済社会の敗者に対する『ソフトハート』な気配りを両立させる魅力的な経済政策の哲学」を提唱しました（訳書4頁）．

第2は，事実とその解釈，「客観的」将来予測と自己の価値判断（あるべき

論）を峻別するとともに，それぞれの根拠を示して「反証可能性」を保つことです．ここで「客観的」将来予測とは，私の価値判断は棚上げして，現在の諸条件が継続すると仮定した場合，今後生じる可能性・確率がもっとも高いと私が判断していることです．事実とその解釈の峻別の「ルーツ」は，リハビリテーション医時代の臨床研究（実証研究）で，上田先生から調査結果と考察を峻別することを叩き込まれたことです．

　「客観的」将来予測と自己の価値判断の峻別は，『複眼でみる90年代の医療』（勁草書房，1991）から励行しています．実はその前年に発表した『90年代の医療』（勁草書房，1990）で90年代の医療の包括的予測を行ったときは「客観的」将来予測に徹し，それに対する自己の価値判断を書くことは意識的に禁欲しました．ところが，これでは私がその将来予測を支持していると誤解する読者が少なくないことに気付きました．そこで『複眼でみる90年代の医療』以降は，このような誤解を予防するためにも，「客観的」将来予測と自己の価値判断（あるべき論）を対比させながら書くようになりました．

　さらに『21世紀初頭の医療と介護』（2001）からは，**事実認識と「客観的」将来予測と自己の価値判断に3区分**するようにしています．厳密に言えば，この3区分は，事実と事実の解釈を区別していないという不備があります．しかし，私が事実の解釈を厳密に行い，それに自己の価値判断を混入させないことは広く認められていますので，そのような批判を受けたことはありません．また，客観的事実は存在しないという社会構築派からの不毛な批判を予防するためにも，あえて事実認識という用語を用い，「客観的」将来予測の客観的にカッコを付けています．ただし，自然科学と異なり，社会科学では，これらの区別は相対的・概念的です．

　手前味噌ですが，この3区分を励行すると，医療政策の分析と叙述が非常にスッキリするとともに，他の研究者やジャーナリスト等との建設的対話も促進されます．価値判断（あるべき医療についての考え）が対立する方とも，事実認識や「客観的」将来予測については共通の土俵に立てるからです．

　たとえば，株式会社による病院経営解禁の是非が医療改革の焦点になって

いた2002～2004年に，私はいくつかの拙論で，この問題についての私の事実認識と「客観的」将来予測と私の価値判断を峻別して論じました（加筆の上，『医療改革と病院』勁草書房，2004，第Ⅲ章第1節）．これを読んだある新聞社の編集委員は，「僕は株式会社の病院経営解禁に賛成だ」と私に異論を唱えてきました．しかし，私が彼に，「株式会社の大半は病院経営のノウハウを持っていない」という私の事実認識や，「株式会社の病院経営が認められた場合にも厳しい制限がつき，大企業による病院市場支配は生じない」という私の「客観的」将来予測についての意見を求めたところ，「それには異論がない」と言われました．その結果，彼とは，株式会社の病院経営解禁についての価値判断については棚上げしつつ，友好的かつ建設的に対話をすることができました．

なお，事実認識と「客観的」将来予測と自己の価値判断の3区分は，医療政策についての時論（時評，評論）を書く場合のものです．それに対して，実証研究論文を書くときは，調査結果（事実）とその解釈（考察）を主とし，「客観的」将来予測や私の価値判断はまったく書かないか，チラリと書くにとどめています．逆に，実証研究論文の「考察」の部分で，得られたデータから言える範囲を超えて，自己の価値判断を延々と述べると，論文全体の信頼性が低下してしまいます．

第3はフェアプレイ精神です．具体的には，次の3つを励行しています．①実証研究論文だけでなく時論でも，出所・根拠となる文献と情報はすべて明示する．②政府・省庁の公式文書や自分と立場の異なる研究者の主張も全否定せず，複眼的に評価する（ましてや，黙殺はもっての他）．③自己の以前の著作や論文に書いた事実認識や判断，将来予測に誤りがあることが判明した場合には，それを潔く認めるとともに，大きな誤りの時にはその理由も示す（私の過去の将来予測の誤りの具体例とその原因については，**第2章**の7と注参照）．なお，この第3の心構え・スタンスは私にとっては当たり前すぎて今まで自覚していなかったのですが，日本福祉大学大学院生の山本（現・伊藤）美智予さんから指摘されて，私の特徴の1つだと気付きました．

（2） 福祉関係者・若手研究者への忠告と「研究者とあたま」
についての独断

次に，研究のスタンスについての福祉関係者・若手研究者への2つの忠告を述べます．

リアリズムを欠いたヒューマニズムは研究の敵――学問の本質は分析

第1の忠告は，福祉関係者・研究者に多い「リアリズムを欠いたヒューマニズム」は研究の敵だということです．私は，特に，研究業績も社会的影響力もない若手研究者や大学院生は実証研究（事実の分析）に徹して，自己の価値判断の表明はできるだけ控えるべきだと思っています．私はこれを「**論より実証**」と称しています．

ましてや，彼らの政策提言や将来予測は無意味・無力です．実は，これは，学問の本質論に関わることです．田中滋氏（慶應義塾大学教授）が明快に述べているように，「**学問の本質は『提言』ではなくて『分析』がメインになります．それが学者が他の人より強いところであって，[政策] 提言は社会科学者の主目的ではない**」のです（水野肇・川原邦彦監修『医療経済の座標軸』厚生科学研究所，2003，192頁）．なお，田中氏のこの発言は，濃沼信夫氏（東北大学教授）の「利害を抜きにした『学』による政策提言」という主張への反論として行ったものです．

若手研究者や大学院生が自己の価値判断の表明を控えるべきことには，世俗的理由もあります．それは，特定の価値判断・イデオロギーを前面に出すと，それに反対する（大物）研究者の感情的反発を招くことです．それにより，大学教員の採用審査時に不利な扱いを受けることすらあります．ただし，これはあくまで研究論文に関してであり，彼らが一市民として自己の思想信条や信念に基づいて，社会活動や社会的発言を行うのは自由です．

それどころか，私は，研究業績・社会的影響力のある研究者が自己の専門の立場・視点から，積極的に政策批判や政策提言を行うことは社会的にも大

きな意味があるし，望ましくもあると考え，私自身もそれを励行しています．しかし，先述したように，その場合もそれと事実認識を峻別する必要があります．

それに対して，社会福祉学の論文や本には，理念先行で，事実認識と価値判断が渾然一体化したもの，あるいは自己の価値判断・主観的願望があたかも事実や「客観的」将来予測であるかのように述べているものが少なくありません．

研究を現場・実践と直結させない

研究のスタンスについての第2の忠告は，研究と現場・実践を直結させないことです．

私の経験では，他の社会科学（経済学，社会学等）と異なる社会福祉学研究の大きな特徴は，現場や実践が非常に強調されることです．社会福祉研究の評価基準として，「現場の社会福祉実践に役立つ（寄与する）」ことがあげられることも少なくありません．はじめにで述べたように，私自身も，少なくとも社会科学では，「研究のための研究」ではなく，現実となんらかの形で接点を持った研究が望ましいと思っていますし，私の実証研究も「政策的意味合いが明確な」ことをモットーにしています．

と同時に，私は，理論研究にせよ実証研究にせよ，**研究の王道は「現実の認識を深める（できれば認識枠組みを変える）ことに寄与する研究」**（先述の田中滋氏流に言えば，「分析」）であり，「実践に直接寄与する研究」ではないとも思っています．原理的に言えば両者は対立するものではありませんが，現実には両者をともに満たす研究はきわめて例外的です．

そのために，無理に研究と現場・実践を直結させようとすると，「結論先にありき」の歪んだ研究になる危険があります．そして，「現場出身」の社会人院生には，自己の現場経験・実践やそこから得た課題意識を絶対化して，それを確認・証明するために論文を書こうとする方が少なくないため，私はいつもそれらを相対化する（対象化する）ように指導しています．

突き詰めると，私は，研究者は，実践・運動から一歩引かないとマトモな研究はできないとすら考えています．医療や福祉の「現場」出身の教員の中には，実践・現場を神聖視している方が少なくありませんが，医療や福祉の現場には矛盾が満ちあふれており，とても美化できません．しかも矛盾の多くは，現在の政策を前提にする限り，どんな「実践に直結する研究」を行ってもすぐには解決できません．さらに，たとえ利用者の立場に立った医療・福祉団体でも，経営・組織を維持するために，既得権を維持したり，政策的対応をすることが不可欠ですが，それを正直に語る団体やリーダーは極めて稀であり，建前的主張が横行しています．それだけに，私は研究者が「一切のタブーにとらわれず，事実と"本音"を語る」必要があると思っています．

「同時期に研究者と政治スタッフの兼業を試みるな」

研究（者）と現場・実践を直結させる危険については，医療経済学者のフュックス教授が，「医療経済学研究者への助言」として，「同時期に研究者と政治スタッフの兼業を試みるな」と，次のように述べていることが参考になります．「政治スタッフ（player）とは，党派的，政治的過程に積極的に参加している人を指す．研究者は，何事も恐れることなく，好き嫌いも抜きにして，物事の理解を深めようと努めている人である．両方の役割とも社会的に重要であるし，同一人物が時期を違えて両方の役割を果たすこともできる．しかし，同時期に有能な政治スタッフと一流の研究者を兼務することは不可能である．政治スタッフ，研究者として成功するための共通の要素も少しはあるが，2つの役割を果たすために必要な能力と美徳は異なっている」（拙訳「医療経済学の将来」『医療経済研究』8号，2000，101頁）．

私自身も，今から約10年前（1995～1996年），介護保険論争に批判的立場から積極的に参加していたときに，「同時期に研究者と政治スタッフの兼業」に近いことを行って，大失敗をしかかったことがあります．当時，私は，厚生省や老人保健福祉審議会の公式文書が発表されるたびに，間髪を入れずに批判論文を執筆・発表していたのですが，ある時，原稿を編集部に送った直

後に，厚生省の発表データを読み違えて立論していたことに気づき，校正時にあわてて訂正して，ことなきを得たのです．しかもこれは単なるケアレスミスではなく，厚生省を批判しようとするあまり，無意識のうちに，自分に都合のよいように数字を誤読していたためでした．

　実は私は1991年に出版した『複眼でみる90年代の医療』（勁草書房）以来，**「敵を憎むな，判断が狂う」**（同年公開された映画「ゴッドファーザー・パート３」の名言．**第２章**のコラム５「私の好きな名言」参照）をモットーにしてきたのですが，介護保険論争に熱中するあまり，それを忘れてしまいました．この失敗以来，私は，政策批判論文を書くときには，決して熱くならないように自戒し，しかも自己の事実認識と価値判断の区別を徹底するようになりました．

（３）「研究者とあたま」についての独断と２つの留保条件

　この項の最後に，研究領域と研究者の頭との関係についての私の独断を述べます．私は，長年の経験を通じて，理論研究は「頭の良い」研究者でないと研究業績はあげにくいが，実証研究は「頭の悪い」研究者でもコツコツと続ければある程度の業績は出せる，歴史研究はその中間だと考えています．ここで，「頭が良い」とは，（受験・基礎）学力が高いだけでなく，思考力・構想力があり，しかもセンスが良いことを意味します．

　なぜなら，先に述べた哲学の場合と同じく，理論研究ではよほど「頭のよい」研究者でない限り，先人や指導教員の研究の解釈・追従（epigonen）にとどまる危険が強いからです．私は，以前は，理論研究と歴史研究を同次元でとらえていましたが，現在は，歴史研究はそれほど頭がよくなくても，10年単位でコツコツと努力を続ければ，ある程度はものになると思うようになりました．

　ただし，この独断には**２つの留保条件**があります．１つは，頭が「良い」，「悪い」は天性のものだけでなく，もともと頭の良い人でも使わなければ悪くなるし，それほど頭が良くなくても使い続ければそれなりに良くなることです．この点でも，「継続は力」です．寺田寅彦は，「科学者とあたま」と題

する名随筆で，頭の良い人は，先の見通しがきくだけに努力を怠り，「批評家」で終わってしまうことが多いと警告しています（『寺田寅彦随筆集第4巻』岩波文庫，1948，202-207頁）．なお，この随筆で寺田寅彦は，「頭が良い人」と「悪い人」の利点と欠点を多面的に比較検討した上で，科学者（研究者）は「頭が悪いと同時に頭がよくなくてはならない」と結論づけており，これは至言と思います．

　もう1つの留保条件は，この独断はあくまで「研究」についてのものであり，**理論と歴史の「勉強」は実証研究を行う上でも不可欠**なことです．私自身，医学生時代から現在に至るまで，広い視野を持つため，あるいは趣味・教養として，社会科学の理論と歴史の勉強を継続しています．逆に，理論と歴史の教養・素養・センスのない研究者が書いた実証研究論文は，論文の形式は整っているが，問題（問い）の設定が陳腐またはピント外れであり，しかも調査結果の解釈が平板で無味乾燥になりがちです．これを英語で言えばSo what?，フランス語で言えばEt alors?です（渡辺淳一『エ・アロール』角川書店，2003）．

　なお，佐和隆光氏（京都大学教授）は自身の「40年間にわたる経済学遍歴を物語」った『経済学への道』（岩波書店，2003，58～60頁）で，「マルクス経済学を学ぶことの意義」として，①歴史主義的思考法が身につくこと，②弁証法的なロジックを駆使する力が身につくこと，③ものごとを批判的にみる習慣が備わることの3つをあげており，私もまったく同感です．

　私の場合は，学生時代～20代前半に社会科学や哲学の古典を熟読したことに加えて，医学史研究会や川上武先生の少人数勉強会で戦後史や戦後医療史を系統的に勉強したことが，「歴史的センス」を身につける上で大いに役立ったと思っています．

3　私の研究領域と研究方法の特徴

　3番目に，私の医療経済・政策学の研究領域と研究方法の特徴について述

べます.

（1） 研究領域の限定——医師出身である「比較優位」を生かす

はじめにでも述べたように，私は，政策的意味合いが明確な実証研究と医療・介護政策の分析・予測・批判・提言の「二本立」の研究・言論活動を行ってきましたが，いずれの場合も，医師出身である「比較優位」を生かすために，研究領域を意識的に限定しています．具体的には，医療保障制度（改革）の研究よりも，医療提供制度（改革）の研究を重視しています．先述した医療経済学者のフュックス教授が行った医療経済学研究者への5つの助言のトップは「あなたのルーツを忘れるな」です．

これと相通じるものに，ヘーゲルの次の名言があります．「何か偉大なことをしようとする者は，ゲーテが言っているように，自己を限定することを知らなければならない．これに反して，何でもなしたがる者は，実は何も欲しないのであり，また何もなしとげない」（松村一人訳『小論理学』岩波文庫，上242頁）．私は，研修医1年目に『小論理学』を読んだとき以来，これを座右銘の1つにしており，『複眼でみる90年代の医療』（勁草書房，1991）のあとがきでも引用したことがあります．

（2） 日本医療についての神話・通説の実証研究に基づく批判

私の医療経済・政策学の実証研究には，他の研究者にはあまり見られない特徴があります．それは，日本医療についてのさまざまな神話・通説をデータ・根拠に基づき批判し，一般には知られていない真実の姿を明らかにすることです．それには，以下の2つの手法があります．

官庁統計の独自の分析

1つは，官庁（たとえば厚生労働省保険局や老健局）が発表する数字を鵜呑みにせず，官庁統計（たとえば厚生労働省統計情報部が発表する一次資料）を独自に分析して，日本の医療（主として医療費）についての神話・通説の誤り

を示すことです.「官庁発表」と「官庁統計」の違いについては後述します.

たとえば,『現代日本医療の実証分析』(医学書院, 1990)の第2章Ⅰ(1980年代の国民医療費増加要因の再検討)では,厚生省「国民医療費」等を用いて,1980年代の人口高齢化の医療費増加寄与率は2割にとどまり,医療費増加の主因ではないことをわが国で初めて実証しました.ただし,OECDの報告書("Aging Population" 1988)等により,1980年代後半から,「人口の高齢化そのものが,国民医療費増加の主因ではないということは,国際的な常識になって」おり(33頁),私の研究は,それを日本のデータを用いて再確認したにすぎません.

さらに,『日本の医療費』(医学書院, 1995)の第1章Ⅰ(人口高齢化は医療費増加の主因か?)では,厚生省「国民医療費」と厚生省人口問題研究所「日本の将来推計人口」を用いて,2025年まで30年間の人口高齢化による年平均医療費増加率を推計し,当時の通説とは逆に,それは2000年以降低下することを示しました.

同じく,『日本の医療費』の第1章Ⅱ(老人の「社会的入院」医療費の推計)では,厚生省「患者調査」と同「社会医療診療行為別調査」を用いて老人の「社会的入院」(6ヵ月以上入院)医療費の推計を行い,それは1991〜1993年で毎年9000億円台であり,厚生省サイドの2兆円との発表は過大であることを示しました.さらに,同書の第2章Ⅲ(技術進歩は1980年代に医療費水準を上昇させたか?)では,「社会医療診療行為別調査」等を用いて,通説とは逆に,「医療技術」(投薬・注射,画像診断・検査,処置・手術等)の総医療費(正確には,医科医療費)に対する割合は1970年代以降一貫して低下し続けていることを明らかにしました.

最近の例では,2005年の介護保険法「改正」の目玉とされた新予防給付(介護予防サービス)の長期間の健康増進効果と介護費用抑制効果はまだ証明されていないことを,厚生労働省自身が効果の根拠として公表した学術文献集の検討に基づいて示しました(第47回日本老年医学会学術集会シンポジウムでの報告,『日本老年医学会雑誌』43巻2号, 2006.「新予防給付の行方」『社会福

祉研究』第95号, 2006). これは, 官庁統計の独自な分析ではありませんが, 官庁発表の独自な分析と言えます.

私は, かつて複数の厚生省関係者から, 異口同音に次のように言われたことがあります.「厚生省統計情報部の発表するデータは［調査のプロが作成し, しかも担当者の恣意で歪められることがないので］100％信用できます. しかし, 本省［各局］が発表するデータは,［政策担当者により］すべて特定の政策意図に基づいて加工されていますから, 信用しないでください」(『公的介護保険に異議あり』ミネルヴァ書房, 1996, 126頁. ［ ］は今回補足). これらの研究・経験を通して, 彼らの指摘が正しいことを実感しました.

独自の全国調査——私の「3大実証研究」

日本医療についての神話・通説の誤りを示す実証研究のもう1つの手法は, 官庁統計の空白（盲点）を埋める独自の全国調査を実施することです. 手前味噌ですが, 私の「3大実証研究」は以下の通りです.

第1は, 病院チェーンの全国調査です（『現代日本医療の実証分析』医学書院, 1990, 第3章). この研究では, 日本医療法人協会の15年間（1969～1984年）の「会員名簿（正確には, 全医療法人名簿)」等を用いて日本の病院チェーンを1つ1つ拾い出し, 日本の病院は小規模・単独との通説を否定し, 医療法人の病院病床の2割以上が病院チェーンであることを初めて明らかにしました. その後, 他の病院名簿も用いて, この調査を拡張し, 1988年時点で, 私的病院全体では病院チェーンの病床シェアは3割に達していることを明らかにしました（『90年代の医療と診療報酬』1992, Ⅲ-8).

第2は, 老人病院等の保険外負担の全国調査です（『90年代の医療と診療報酬』勁草書房, 1992, Ⅲ-7). この研究では, 全国の医療ソーシャルワーカー等の協力を得て, 個々の老人病院の保険外負担（お世話料等）を調査した上で, その結果を積み上げ, 現実の保険外負担の全国平均値は1991年度で6.6万円に達し, 厚生省調査の2.3万円の3倍であることを明らかにしました. この調査結果は「朝日新聞」の社説（1992年6月30日朝刊）で取りあげられ,

国会でも複数の野党議員がこれを用いて政府・厚生労働省を追及しました.

　第3は，**保健・医療・福祉複合体の全国調査**（1996〜1998）です（『保健・医療・福祉複合体』医学書院, 1998）. 先述したように，これは，全国の延べ1644の個人・施設・組織の協力を得た大規模研究で，医療機関の保健・医療・福祉複合体化（保健・福祉分野への進出）の全体像を初めて明らかにしました. たとえば，特別養護老人ホームの3割は私的医療機関母体であること，病院・老人保健施設・特別養護老人ホームの「3点セット」を開設している私的保健・医療・福祉複合体が全国に約260グループもあること（1998年）等です.

　この研究は，結果的には，厚生労働省の政策形成・政策転換にも寄与したと言えます. 具体的には，厚生労働省は，介護保険制度開始時には独立した医療・福祉施設間のネットワーク形成を予定していたのですが，『保健・医療・福祉複合体』出版後，複合体の育成に方針転換しました（『21世紀初頭の医療と介護』勁草書房, 2001, 145-147頁）.

　手前味噌ですが，これらの3研究は日本の医療（政策）についての「認識枠組み」を変えた歴史に残る実証研究であり，先述したように『現代日本医療の実証分析』は吉村賞を，『保健・医療・福祉複合体』は社会政策学会奨励賞を受賞しました. 『日本の医療費』も社会政策学会奨励賞に内定したのですが，「(学会)会員歴の不足によって選考対象からはずされ」ました（「社会政策学会 Newsletter」8号, 1996）.

　これらの3研究は執筆時に，叙述様式でも学術論文の模範になるように書きました. しかもデータ分析時に，全国平均だけでなく，都道府県・地域別の特色にも注目しましたので，これから実証研究を行おうとする方はぜひ参考にして下さい.

　なお，これらの3研究は，大規模調査にもかかわらず，基本的に個人研究です. 調査の一部（調査票の郵送等）に大学院生のアルバイトを使ったこともありますが，回答の整理やデータベースへの入力とそれの統計解析はほとんど私1人で行いました. このような「非効率」な調査方法は，既存の官庁

第4章 私の研究の視点と方法

統計の利用や調査とその解析をシンクタンクに「下請け」に出すことに慣れている研究者からは，笑われたり，あきれられたりしもしました．しかし，特に「保健・医療・福祉複合体の全国調査」では，私自身が一次資料をチェックした上で，データ入力することにより，データ入力のミスを最少化できるだけでなく，個々の複合体の特徴を肌で知る（指で覚える？）ことができました．その結果，この研究は非常に多数の複合体を対象にしているにもかかわらず，「顔の見える」研究になったと自負しています（『保健・医療・福祉複合体』あとがき，307頁）．

独自の全国調査が成功した3つの理由

私は，これらの独自の全国調査が成功した理由は3つあると思っています．

第1は，研究課題の設定が適切だったことです．突き詰めると，研究で一番大切なのは問いの設定であり，しかもそれを生むのは経験と学識に裏打ちされた直感・ヒラメキと言えます．

私は数年前までは，院生や若手研究者に，閃いた研究テーマは必ず論文化できると豪語していました．先述した「3大実証研究」はいずれも膨大な実証研究ですが，これらの研究で一番大事なのは「アイデアの勝利」＝「問いの立て方」でした．ただし，3番目の「複合体」研究後は，加齢のためか，大学の管理業務に継続して就いているためか，本格的な実証研究ができず，アイデア倒れに終わった研究テーマが少なくありません．

ここで，私の好きな2つの名言を紹介します．「正しい質問には正しい答えが含まれている．迷うのは，問の立て方が間違っているからだ」（映画「AIKI」2003年公開．合気柔術の師範・平石の主人公への助言）．「答えが与えられる前に問が発せられなければならない．問はいやしくもわれわれの関心の表現であり，それらは根底において価値判断である」（ミュルダール『経済学説と政治的要素』．権丈善一『再分配政策の政治経済学』慶応義塾大学出版会，2001，141頁より重引）．

ただし，醒めた目でみれば，これら3つの研究で明らかにしたこと（病院

チェーンが相当数存在すること，老人病院のお世話料は特に首都圏では非常に高額であること，先駆的病院・診療所が介護分野に積極的に進出していること）は，いずれも，多くの関係者がすでに経験的に知っており，専門雑誌等でも断片的に報道されていたことで，私の「新発見」とは言えません．しかし私以外には，誰もそれらを医療経済・政策学の重要な研究課題とは認識しておらず，ましてや本格的な調査は行っていませんでした．しかも，私の全国調査により，それらの実態を定量的に明らかにするとともに，その規模は関係者が直感的に感じていたよりはるかに大きいことを明らかにすることができました．

なお，自然科学・医学研究と異なり，社会科学研究では，研究課題の設定だけでなく，文献の収集や引用や論文の叙述に関しても，経験・記憶の集積が決定的に重要です．そして，この「経験」には，学問上の経験だけでなく，豊かな人生経験・教養も含みます．この点では，著名な経済学者である伊東光晴氏の，経済学者の資質についての次の指摘は，社会科学研究者一般に当てはまると思います．「経済学者というのはコモンセンスがなければだめです．異常な，極端な性格の人間は芸術家としては成功するけれど，社会科学者としてはだめです．」（『世界』2002年5月号，138頁）．この点に関しては，年をとるのも悪いことではありませんし，逆に若いうちから焦る必要もありません．

第2は，**基本的用語・概念の定義を明確にして調査**を行ったことです（病院チェーン，老人病院の保険外負担，保健・医療・福祉複合体）．これの重要性はいくら強調してもしすぎることはありません．極論すれば，私は基本的用語・概念がアイマイ・多義的な実証研究は「ゴミ」だと考えています．しかも，谷岡一郎氏が指摘しているように，「『社会調査』はゴミがいっぱい」であり，それの最大の生産者が研究者と大学院生なのです（『「社会調査」のウソ』文春新書，2000，24頁）．

私の経験では，社会福祉学の論文では，用語の定義をきちんと行わずに（説明せずに），本人や同じグループ以外の読者には意味不明な用語・概念，時には本人さえ良く理解していないビッグワードを多用する「言葉が踊って

いる」論文が特に多いと思います．経済学や社会学等他の社会科学分野と異なり，社会福祉学では，理念の重要性が（過度に）強調されるため，美しいが実態のない言葉や文章が許容される「甘えの構造」があるのではないでしょうか．

さらに私が最近気になっているのは，社会福祉学分野の若手研究者の一部が，欧米で流行している概念に飛びついて，それの歴史や論争，意義と限界をきちんと勉強することなく，安易に実証研究につなげようとすることです．それらは，「犬の実験を猫で繰り返すにすぎない」（医学生運動の大先輩である日野秀逸氏（現・東北大学経済学部教授）から30年前に聞いた表現）だけでなく，結論が最初から決まっている研究になりがちです．私は，「自前の概念装置」（内田義彦『読書と社会科学』岩波新書，1985）を作り上げる努力をせずに，既成の概念を実証研究の単なるツールとみなす考え方には大いに疑問をもっています．

この点について，杉山章子氏（日本福祉大学教授）も，次のように明解に述べています．「はじめから『当為の前提』が見え隠れする議論は『研究』ではなく『評論』に分類されるはずです．しかし，現実には，『研究』に取り組む前に筆者が持っている価値観や主張に依拠した枠組みに基づいて『研究』が組み立てられ，それに適合する『材料』を集めて結論が導かれることが少なくありません」（私信）．

しかし，このようなやり方だと研究の見かけの生産性（業績）が上がるのも事実です．私の友人の権丈善一氏（慶應義塾大学教授）も，計量経済学分野では，若手でも論文を量産でき見かけの業績が増えるので困るとこぼしていました．私は今までは，新古典派経済学の若手研究者は歴史を知らないと思っていましたが，歴史（歴史そのものと研究史の両方）を知らないのは，どの分野の若手研究者にも共通しているようです．

　第3は，私独自の人的ネットワークを駆使したことです．特に，老人病院等の保険外負担の全国調査では，児島美都子日本福祉大学名誉教授の教え子の医療ソーシャルワーカーからの情報が決定的でした．その後私自身の人的

ネットワークも，保健・医療・福祉複合体研究を通して，飛躍的に広まり，深まりました．この経験を通して，先述したように，私の大学院教育での口癖の1つが「この世は信頼（関係）だ」になりました．

ただし，官庁統計を用いた研究に比べて，非公式な調査・情報による研究は，データ・結果の信頼性に疑問を持たれる危険があります．そのために，調査の方法・プロセスは可能な限り詳細に記述し，結果の考察時も調査結果の信頼性と限界を具体的に述べる必要があります．『保健・医療・福祉複合体』（医学書院，1998）出版時には，データの信頼性を増すために，私が独自に作成した「データベース（ただし病院名・個人名は削除したもの）」を，希望する研究者・研究機関に実費で提供しました．

（3） 医療政策研究のための3種類の研究と調査

次に，私の研究のもう1つの柱である医療・介護政策の分析・予測・批判・提言（以下，医療政策研究）の手法について，簡単に述べます．一般に政策研究というと，政府・省庁の公式文書等の分析が中心と理解されがちですが，私は，分析枠組みを拡げて，以下のような3種類の研究や調査に基づいて，医療政策研究をしています．この点については，**第2章**の3で詳述したので，ここでは項目をあげるにとどめます．

第1は，日本医療の構造的変化の徹底的な実証分析です．

第2の調査は，自己の臨床経験に即して判断すると共に，それを補足するために新しい動きが注目される医療機関を個々に訪問し，そこから生の情報を得ることです．

第3は，政府・厚生労働省の公式文書や政策担当者の講演記録を分析する，いわば文献学的研究です．

私の医療政策研究の特徴は，医療政策の現状分析だけでなく，「客観的」将来予測にも挑戦し続けていることです．この点も，第2章で詳述しました．

第4章 私の研究の視点と方法

実証研究のみでは政策の妥当性は評価できない——価値判断の明示が必要

　この項の最後に，医療経済・政策学の実証研究の限界を述べます．それは，価値中立的実証研究のみで政策の妥当性は評価できず，実証研究に基づいて政策提言する場合にも，自己の価値判断の明示が必要なことです．

　若手の医療経済・政策学の研究者の中には，厚生労働省と経済財政諮問会議や規制改革・民間開放推進会議との間で繰り広げられている，今後の医療改革についての深刻な論争（それは時に「神学論争」と揶揄されるほど激しい）に対して，医療経済学の実証分析や定量的な医療政策評価研究を「共通言語」として示せば，それを出発点にして議論が進むと期待している方もいます．しかし，この論争は両者の価値観の根本的違い（医療分野への全面的な市場原理導入の是非）に根ざしており，実証研究で議論が進むことはほとんど期待できないと私は判断しています（**第3章**で述べたように，私は21世紀初頭の医療・社会保障改革には3つのシナリオがあると考えています）．

　たとえば，田中滋氏が座長をつとめた「これからの医業経営の在り方に関する検討会」では，遠藤久夫氏がアメリカにおける営利病院（株式会社立病院）と非営利病院との膨大な比較研究（実証研究）に基づいて，株式会社立病院が当初の期待とは逆に医療費増加をもたらし，その医療の質も高くない（むしろ低い）ことを示しても，株式会社の病院経営解禁を支持する総合規制改革会議寄りの委員は，それを一顧だにしませんでした．

　実は私も，16年前（1990年）に『現代日本医療の実証分析』を書いたときは，「いまわが国の医療経済学に求められているのは，原理論的研究ではなく，医療改革の議論の素材を提供する日本医療の実証的な構造分析だ，と考え」，同書が「90年代の医療改革のための建設的論争の共通の土俵になることを願ってい」ました（あとがき）．

　しかし，1992～1993年にアメリカ UCLA に留学して，医療経済学・医療サービス研究の勉強と日米医療の比較研究をする過程で，アメリカにおける「精緻な実証研究……と絶望的な医療改革との間の落差の大きさ」，「医療経済学・医療サービス研究の『爛熟』と……医療『制度』の荒廃との共存」を

知って，上記の願いがまったく甘かったことを知りました．その結果，「『良い（善い）』医療政策の必要条件は，データ・実証研究ではなく，『良い』価値観・価値判断であること．わが国の場合には，憲法25条に規定された，国民の生存権と国の社会保障義務に常に立ち返って，政策立案すること」だと考えるようになりました（『「世界一」の医療費抑制政策を見直す時期』192，216頁）．

そのために，1995年に出版した実証研究書『日本の医療費』では，『現代日本医療の実証分析』と同じく，「政策的な意味合いが明確な実証研究」を心掛けるだけでなく，「研究課題の設定においても，結果の解釈においても，前著以上に自己の価値判断を明示」するようにしました（あとがき）．

このような試行錯誤を経て，現在，私は，今後求められる医療政策研究は，**「わが国医療の歴史と現実に立脚し，医療経済学の視点を持ち，しかも自己の価値判断を明確にした研究」**，つまり医療経済・政策学研究だと考えています．これは，権丈善一氏が提唱している「政策形成過程における権力の作用や価値判断の問題をも視野に入れながら経済分析を行うという，政治経済学」とも共通します（『再分配政策の政治経済学』慶應義塾大学出版会，2001，6頁）．

おわりに——（社会人）大学院入学のすすめ

最後に，特に社会福祉学あるいは医療経済・政策学の勉強や研究に興味を持っている社会人に対して，大学院入学のすすめを行います．

私の経験では，社会人の大学院入学の3大動機は以下の通りです．①自己の仕事・経験を研究（修士論文）にまとめたい，②研究方法論あるいは学問的な問題解決能力を身につけたい，③修士号を取得して教職等に就きたい（転職したい）．なお，学部卒直後生では，②・③と④「モラトリアム」の3つです．私は，モラトリアムを含めて，大学院入学の動機はなんでも構わないが，入学後シッカリ勉強して，論文執筆法を含めた研究方法を身につけ，

一定水準以上の(最低限他人に読んでもらえる)修士論文を書けるようになれば良いと考えています.

　私が強調したいことは,社会人が大学院の入学試験に合格する近道・王道は,「研究計画書」をしっかり書くことです.そのための超必読書は,**妹尾堅一郎『研究計画書の考え方』**(ダイヤモンド社,1999)です.しかもこの本は単なる受験参考書ではなく,大学院入学後は修士論文計画書(草稿)を推敲するための指南書となります.

　社会人対象の大学院には,一般に通学課程と通信課程があります.両者にはそれぞれ利点と弱点・制約がありますが,物理的に通学可能な場合には,絶対に通学制大学院に入学すべきです.なぜなら,IT化が進む21世紀こそ,教員・他の院生との日常的接触は「お金では買えないもの」(priceless)だからです.なお,社会人でも,時間的・経済的条件が許す場合は,昼間部の通学課程への進学も,選択肢の1つに入れて良いと思います.この場合は,講義・演習の選択肢が飛躍的に広がるからです.

【コラム6】 GIGO と significantosis

　GIGO とは "garbage in, garbage out"（ゴミを入れても，ゴミが出てくるだけ）の略語で，元になるデータが悪ければ，いくら精緻な統計処理をしてもマトモな結果は得られないという揶揄です．

　私は，1972年の第12回臨床試験における統計セミナー（日科技連主催）に参加したときに，佐久間昭先生（東京医科歯科大学教授・当時）から初めて教えていただきました．別の方からは，GIGO は gigolo（ジゴロ）のもじりで，［ジーゴ］と発音すると教えられましたが，これは真偽不明です．

　この言葉は，私の手持ちの統計学辞典等には掲載されていません（東洋経済新報社版『統計学辞典』1986，新曜社『統計用語事典』1984，朝倉書店版『社会調査ハンドブック』2002等）．谷岡一郎『「社会調査」のウソ』（文春新書，2000，23頁）では，社会調査方法論の世界の言葉として紹介されています．同氏は，この種のゴミを一番出しているのは「学者」と「その予備軍とされる大学院レベルの研究者」と主張されており，私も同感です．

　意外なことにこの言葉は，普通の英和辞典には載っていますが，そこではこれはコンピュータ用語であり，しかも「不完全なデータの結果は信頼できない原則」あるいは「入力が正しくないと，出力の情報もやはり正しくないという経験則」であると，先述した意味より狭く説明されています．発音も［ガイゴウ］とのことです．

　significantosis（統計的有意症．有意差症候群）は，統計的に有意であることは，医学（広くは実質科学）的に有意義であることとは別であるし，5％で有意よりも1％で有意の方が医学的に有意義だとは必ずしも言えないにもかかわらず，統計的に有意なことを即医学的にも有意義なことと誤解した「病気」のことで，佐久間昭先生が作られた造語かつ先生の十八番でした（詳しくは，『薬効評価——計画と解析Ⅰ』東大出版会，1977，51頁）．この言葉も，私は，1972年の第12回臨床試験における統計セミナー（日科技連主催）に参加したときに，先生から教えていただきました．

　30年前と異なり，現在では統計学の基礎知識がなくても，パソコンで統計ソフトを用いて手軽に統計処理ができるようになった結果，この「病気」の罹患者が増加していると思います．これは，GIGO についても同じです．

【コラム7】 私の書評パターン

　私は，川上武先生の助言を受けて，書評依頼はよほどのことがない限り，引き受けるようにしています（ただし，最近は依頼が減っています）．その際，以下のパターンで，5部または4部構成で書くようにしています．

①「イントロ」を簡潔に書く．ここで，本の特徴や意義，著者の簡単な紹介も書く．
　短い書評では，結論（自分が一番言いたいこと）を先に書くこともある．
②本の章立てと各章のポイントを正確に紹介する．
③本の評価できることを，具体的に書く．
④本に対する疑問を率直，かつ具体的に書く．
⑤最後にまとめを書く．ただし，字数が少ない場合は，これは省略することが多い．

以下は，これの補足です．
○書評の読者の大半はまだその本を読んでいないのですから，②は必須です．特に，批判的に書評する場合にこそ，本の内容を正確に紹介する必要があります．
○長い書評では，②～④を一体に書く＝各章ごとにポイント，評価できる点，疑問点を書くこともあります．
○どんなにつまらない本でも，少しは評価できることがあるので，③も必ず書きます．
○義理のある方から頼まれて書く場合は，③を列挙して，④を意識的に略すことも，たまにあります．
○書評で特に気を使うのは，自分が著者のスタンスや本の内容に大きな疑問を持っている場合です．しかし，そのような場合にも，④で感情的批判や高踏的批判，「無い物ねだり」的批判，抽象的批判をストレートに書くのは避けます．
○一番大事なことは，書評も1つの「作品」＝小論文として書くことで．良い書評は読者だけでなく，自分自身の役にも立ちます．

（2005年5月にある若手研究者に出した電子メール．一部改変）

第5章　資料整理の技法
——医療経済・政策学分野を中心に

はじめに

　第4章では，私の35年間の勉強と研究のプロセスをふり返りながら，その過程で身につけた研究の視点と方法について述べました．本章では，それを受けて，研究方法の一環あるいは基礎となる資料整理の個々の技法について，私の流儀をできるだけ具体的に紹介します．ここで「資料」には紙媒体の資料だけでなく電子媒体の情報も含み，資料「整理」には資料の収集と分析も含みます．私が一番強調したいことは，資料整理・記録と記憶は相補的なことです．

　あわせて，資料整理と密接に関連する，手帳とB6判カードを用いた自己管理の技法についても述べます．さらに，私が資料整理の技法に興味を持った動機，私の研究者兼教育者としてのプロ意識と美学についても述べます．最後に，資料整理が苦手な社会人や若い研究者への3つのアドバイスをします．

1　30年前の資料もすぐに取り出せる私の資料整理の技法

　まず，必要な資料をすぐに取り出せる私の資料整理の技法を紹介します．資料の整理法は，論文等と本とでかなり違いますが，いずれもそれぞれの方法を生活の一部となるほど継続すれば，整理の効率があがり，わずかの時間でできるようになります．
　一般には，資料整理で一番の悩みの種は，必要な資料がなかなか見つから

ないことだと言われています．しかし私は，少なくとも1985年に大学教授になって以降の資料は，早ければ数十秒，長くても数分でほとんど取り出せます．ちなみに，一番古い資料を取り出したのは，1998年（6月12日）の大学院演習の時に，1969年（大学4年次．29年前）に書いた学生運動（大学民主化闘争）のビラの現物を，説得力のある論文の見出しの付け方の教材として用いたときです．これは書庫の「学生運動資料」を収納した段ボールに保管していることを記憶していたので，すぐに取り出せました．

（1） 論文等の整理の技法
―― テーマと時間軸による区分を併用しハンギングファイルに保存

　論文等の薄い資料（新聞・雑誌の切り抜きも含む）は原則として，テーマ別かつ（発行）年別に，A4判ハンギングファイル（フォルダー）に入れて，ファイリングキャビネットに保管しています．ファイルの見出しのテーマは，個別の（研究）テーマに加えて，本や大論文を書いたときに用いた資料一式，私が注目している医療経済・政策学分野の研究者の論文一式（研究者別．現在は権丈善一氏，田中滋氏，池上直己氏等），テーマが限定されない医療関連「雑」資料（発行年別），同介護・福祉関連「雑」資料（発行年別），同英語論文「雑」資料（発行年別），研究会資料（年別），自分の講演レジュメ（年別）等様々です．各種「雑」資料のファイルは毎年更新します．個別テーマのファイルも分量が増えてきたら，適宜期間別に分割します．ただし，個別テーマはあまり細分しません．細分しすぎると，後でどのファイルに入れたか分からなくなってしまいがちだからです．なお，同じ論文や資料を複数の研究で用いたときは，原則として，新しい研究のファイルに入れています．

　このやり方は，野口悠紀雄『超整理法』（中公新書，1993）と時間軸による整理という点では一部似ていますが，分類を全否定する超整理法（押し出しファイリング）と異なり，時間軸による区分とテーマによる分類を併用している点で異なります．しかも，この本が出るずっと前から励行しています．野口氏自身も認めるように，超整理法の「弱点」は「長期にわたって使用し

ていなかったファイルの検索を行う」場合は「検索時間が長くなる」ことですが，テーマによる分類と時間軸による区分を併用してファイルを整理していれば，使用頻度が非常に低い古い資料でも，資料のテーマと発行年等をぼんやりとでも覚えていれば，すぐに探し出せます．私は，一番新しい資料は，椅子に座ったまますぐに出せるように，書斎の机の横のキャビネットに，それよりやや古い（概ね10年以内の）資料は机から少し離れたキャビネットに，もっと古い資料（概ね10年以上前）は書斎の隣の書庫のキャビネットに保存しています．

ハンギングファイルに入りきれないくらいのたくさんの資料は，段ボール箱に入れて，その箱の横に内容を明記した紙を貼っています．それらを使っているときは書斎の床に，使い終わったら書庫に移動します．たとえば，1996～1998年に行った「保健・医療・福祉複合体の全国調査」時に収集した各病院グループの資料（段ボール箱9箱）は，書庫に保存しており，現在でも必要に応じて利用しています．

（2） 本整理の技法──「超整理法」の原則がもっとも有効

本の整理に関してはいろいろ試行錯誤しましたが，10数年前から，①読了した本，②全体を読了してはいないが研究・教育で少しでも使った本，③読了もせず使ってもいない本の3つに分け，それぞれ別の本棚に置いています．資料の場合と同じく，比較的新しく読んだ（使った・買った）本は書斎の本棚に，古い本は書庫の本棚に置いています．①と②はすべて，③の新しい本は，読んだ（使った・買った）順に並べていますが，③の古いものだけは3分野（医療・福祉，経済・経営，その他）別にまとめています．

①と③のうち，研究・教育のために改めて（初めて）使った本は，元の場所に戻さず，①・③の本棚から②の本棚の一番机に近い位置に置き換えます．これは，野口氏の超整理法そのものです．同氏は「本と写真の整理は，ほぼ絶望的」（82頁）と慨嘆されていますが，私の経験では本の整理にこそ超整理法の原則（時間軸による検索と押し出しファイリング）が有効です．

ただしこれはあくまで原則であり，私の著作や川上武先生の著作，および医療経済学の教科書的本（大学院の講義で使用）は，それぞれひとまとめにしています．

洋書（大半は医療経済・政策学関連書）はゆるやかに3区分して，別の部屋（玄関と寝室）の本棚にまとめて置いています．一時は，和書と洋書を区別せずに，すべて時間軸で保存したこともありますが，すぐ止めました．背表紙が縦書きの和書と横書きの洋書が混ざっていると，本を探すときに頚を何度も曲げなければならず大変であり，しかも，どんなに古い本でも和書か洋書かはよく記憶しているからです．

書斎は約10畳あり，机とファイリングキャビネット（5個）を置いている窓側の1面を除く3面の壁に大型本棚（合計11個）を並べ，書庫（6畳）の壁にも大型本棚を10個並べています．両室とも天井に届くくらいに本を密集して置いていますが，本は重ねて置かず，すべての本の背表紙を一目でチェックできるようにしています．その他，本と同じく，研究関連の手紙や名刺，読書ノート等も，時間軸で整理しています（後述）．

社会人になったばかりの35年前には，購入した本ごとに「図書カード」を作ってみたこともありますし，パソコンの表計算ソフトを使い始めた20年前には，購入した洋書のデータベースを作成したこともありますが，すぐに止めました．本の購入量が増えると，カード作りやデータ入力に相当の時間をとられる反面，それらは後からほとんど使わないことが分かったからです．

（3） 研究と教育との時間的・空間的分離

資料の置き場所について付言すると，私は，研究用の本や資料は自宅のみに置き，大学の「研究室」には教育関連の本や資料だけを置いています．そのために，原則として，研究は自宅のみで，逆に教育（関連の仕事）は大学のみで，行っています．これを「研究と教育との時間的・空間的分離」と称しています．これは，スペースに制約されて行っているのではありません．2つの仕事を別の場所で，別の時間に行うことにより，それぞれの仕事の効

率があがるからです．逆に，それらを同じ場所で連続的に行うと，なかなか頭の切り替えができません．

　このような二重の分離は，大学教授になるはるか前，1972年に病院勤務医（研修医）になった時から始めており，当時は「研修と（社会科学書の）学習との時間的・空間的分離」と称していました．1人前の医師になった後も，病院医局の机の上の本棚には，日常診療や臨床研究，研修医指導で用いる医学書や医学雑誌，関連資料のみを置き，医療問題や社会科学関連の本や資料は自宅に集中していました．これは，研修・診療に流されずに，医療問題や社会科学の勉強を継続的に行うための苦肉の策でしたが，現在は，複数の仕事を効率よく行う合理的方法だと思っています．

　私の知る限り，大学教員の大半は，自宅書斎のスペースが限られているためもあり，研究関連の本や資料を自宅と大学の研究室の両方に分散して置いていますが，どちらで研究する場合にも，必要な本や資料が足りなかったり，どちらにあるか分からなくなって困るそうです．本や資料の分散は，資料整理の大原則である「置き場所を1個所に限定する」「ポケット1つ原則」（『超整理法』32頁）に反し，非効率です．

（4）　記憶するために整理・記録する
　　　——梅棹忠夫『知的生産の技術』への疑問

　ただし，「30年前の資料もすぐに取り出せる」のは，整理法が合理的なだけでなく，ゴーマンですが私の記憶力が抜群に良いこと，および日頃問題意識をとぎすましていれば，その分野・テーマの記憶が強化されるためでもあります．

　一般には資料の整理法＝保管法というイメージが強いようですが，私は，資料の保管法よりも，その資料が存在することおよびそれの大まかな内容を記憶しておくことの方がはるかに大事だと思っています．たとえ保管していても，その存在と内容を全く忘れてしまった資料を探し出すのは不可能だからです．

より一般化すると，私は，資料の記録・整理・保管と記憶とは相補的であり，記憶（を強化）するためにこそ整理・記録・保管する必要がある，と思っています．後述するように，私の資料整理法（広くは知的生産の技術）の出発点は梅棹忠夫『知的生産の技術』（岩波新書，1969）ですが，そこで書かれている，記憶と記録を対立させ，「記憶するかわりに記録する」「はじめから，記憶しようという努力はあきらめ」るという主張（54，170頁）には大いに疑問をもっています．ちなみに，初めてこう気づいたのは，社会人（病院勤務医）になって2年目の1973年（10月10日）でした（後述する「日記カード」で確認）．

記憶力強化の3つの方法

記憶力は個人差が大きいのは事実ですが，次の3つの方法で強化できます．

第1は，自分が得た最新の資料を時間をおいて時々見直すことです．後述するように，この資料には本や雑誌論文だけでなく，研究関連の手紙（電子メール）等も含みます．

第2は，自分が得た最新の資料を日常的に他人に教えることです．私は，大学院の講義・演習の冒頭に，毎回，その週に見つけた面白い新聞記事や雑誌論文，新刊書を紹介しています．このやり方は院生の評判がすこぶる良いだけでなく，私の理解と記憶の強化にもつながっています．同じく，面白そうな洋書や英語論文を見つけたら，自分と同じ研究分野の友人・若手研究者にも教えています．これを続けていると，相手からも別の貴重な情報や私が提供した情報に対する有用なコメントを得られるようになります．まさに「情けは人のためならず」です．

今まではこのような洋書や英語論文の情報提供は大学内外の少数の友人・若手研究者に限定して行っていました．2005年1月からは，私自身の勉強も兼ねて，ほぼ毎月1回，医療経済・政策学関連の洋書や英語論文についての最新情報（それらの要旨と私のコメント）および私の最新論文等を掲載した「二木立の医療経済・政策学関連ニューズレター」（メールマガジン）を私の

友人・知人約500人にBCCで配信するようになりました．なお，この「ニューズレター」のすべてのバックナンバーは，いのちとくらし非営利・協同研究所のホームページ（http://www.inhcc.org/jp/research/news/niki/）上に転載されていますので，興味のある方はご覧下さい．

第3は，その資料・情報をすぐに論文で引用することです．これは，研究者として一番効率的な方法です．これにより記憶の強化と文献・資料整理の両方が一度にできます．重要な文献・資料をきちんと引用している論文は，著者自身にとっての最良のデータベースにもなるからです．私のリハビリテーション医学の恩師の上田敏先生は，よく『論語』をもじって，「朝（あした）に道を知れば，夕べに使うとも可なり」とおっしゃっていました（原典は，「朝に道を聞きては，夕べに死すとも可なり」．岩波文庫版，55頁）．

なお，記憶力強化の技法書の古典は南博『記憶術――心理学が発見した20のルール』（光文社カッパブックス，1961）で，この本は現在も版を重ねています．私は中学2年次に初めて読んだのですが，そこに書かれている20の法則は，現在見直しても新鮮です（「ルール1　記憶できるのだという自信を持つこと」「ルール2　記憶を増すには記憶しようと意図すること」等）．

（5）　資料整理は論争で大いに役に立つ

私は，医療・介護分野の「論客」（provocateur）と言われて（一部では恐れられて？）おり，今までに，介護保険制度や医療制度「抜本改革」等に関連して，様々な論争を行ってきました．

たとえば，2002年には，当時医療界・医療ジャーナリズムで半ば通説化していた「一般病床半減説」に対して「一般病床半減説は幻想」（『社会保険旬報』2002年9月21日号）と主張し，ある医療経営雑誌の「扇情的特集」を批判したところ，その系列誌の「社説」で名指しで反論されました（「医療界への警鐘を曲解する一部学者の批判に反論する」『月刊ばんぶう』2002年11月号）．それに対して，私はその「社説」の事実誤認を指摘した反論を書き，同誌もそれを率直に認めて「謝罪」を掲載しました（「論争は事実に基づき，理性的に

行いましょう」『月刊ばんぶう』2003年1月号).「一般病床半減説」は一般病床＝急性期病床との初歩的誤解に基づいていたのですが，翌2003年には，厚生労働省の責任者（西山正徳保険局医療課長・当時）が，私の指摘とまったく同じく,「一般病床というのは急性期も亜急性期も含む」と公式に認めるようになり，論争に決着がつきました（『全日病ニュース』2003年6月15日号).

このように，論争に参入して勝利するためには資料整理が不可欠です．逆に，資料整理もしないで，思いつきで論争を行うのは危険極まりありません．特に，特定の相手（個人・組織）との論争に勝つ最大の秘訣は，相手の発表している文献（本・論文）を幅広くかつていねいに読み，相手の主張の誤り，説明抜きの主張の変更，矛盾等を，事実に基づき，しかも出典を明示して，批判することです．

特に，対談・座談会等で直接「対決」することが予想される場合は，批判しようと思っている相手の文献を持参し，それを示しながら（時には読み上げて）批判します．相手の主張をうろ覚えで批判すると，言い逃れられることがありますが，文献の現物を示せばそれを予防できます．逆に，大半の論争相手（特に有名人）は，私の文献を事前に読まずに,「手ぶら」できますので，勝負はあっけなくつきます．正に,「敵を知り己を知らば，百戦危うからず」です．

私はこの方法で，全国的にも有名な論客の以前の重大発言を公式に撤回させたことが2回あります．1つは『世界』2002年5月号の座談会「『小泉医療制度改革』どこがおかしいか」です．私は，辻本好子氏（COML理事長）が1999年に「21世紀の医療システムを考える研究会」の一員として，患者が自立する代償として負担を増やすこと，および究極的には国民皆保険制度を解体して民間保険中心にし，公的な保険はアメリカと同じように低所得者だけに限定するよう提言したことを批判したところ，辻本氏はこの提言を維持できなくなり,「撤回」しました（214頁).

もう1つは『月刊／保険診療』2004年1月号の座談会「本当にこの医療制度改革でよいのか？」です．私は，八代尚宏氏（当時規制改革・民間開放推進

会議総括主査）が，1999年にこれからの社会保障，医療保障は「市場原理の米国方式を原則に，それを改良すべき」と発言しているが，これは同氏の最近の国民皆保険制度を維持するとの発言と矛盾すると批判したところ，八代氏はこの発言を「昔の新聞記事等での表現が不的確であったという意味で，撤回」しました（19頁）．

（6） 資料整理と大論文や本を書き上げることとは別次元
　　　——「平時」と「戦時」とは違う

　ここで一言強調しておきたいことは，資料整理をいくらきちんと行っても，本や大論文の執筆には直結しないことです．比喩的に言えば，日常的な資料整理は「平時」，本や大論文の執筆は「戦時」と言えます．後者は，岡本太郎氏流に言えば「爆発」であり，本当に書きたいテーマがはっきりとしており，しかもそれについての明確な問題意識を持っていなければ書き進められません．もちろん短い論文や解説論文は「平時」にも書けるのかもしれませんが，私は何か少しでも新しいことを含んでいない論文は気力が湧かず書けません．

　そのために，私の場合は，本や大論文を書くときは，ふだんの資料整理は一時中断せざるをえません．その時には，関連資料を机の周囲の手の届く範囲に乱雑に置いています．書き終えたら，まとめて先述したハンギングファイルに入れ整理するようにしています．

2　資料の入手とチェックの技法

（1） 最初のチェック時に思い切って捨て，その後はあまり捨てない

　順序が逆になりましたが，資料整理・保管の前段階として，私が日常的に行っている4種類の資料（新聞・雑誌・本・官庁統計）の購読・購入・チェック（スクリーニング）の技法について述べます．その後，インターネットを

用いた情報検索法について簡単に紹介します．

よく「何を保存するか」「何を捨てるか」の判断が難しいと言われますが，私は，少なくとも新聞と雑誌に掲載される記事・論文は，最初のチェック時に思い切って捨てるが，いったん保存すると決めた後はあまり捨てない（無理して捨てようとはしない）のが，もっとも効率的だと思います．

まず，「最初のチェック時に思い切って捨てる」ことに関しては，私が社会人（病院勤務医）になりたてで，先輩の研究者や医師に資料整理法の教えを乞うていた1972年（8月26日）に，上林茂暢医師（現龍谷大学教授）から，「資料整理の極意は資料を捨てることだ」と一喝されたことを今でもよく覚えています．

実際に，最初にチェックした時は大事だと思った資料で後から使えるのはごく一部ですし，逆に，本当に大事な資料は，一度捨ててもぼんやりと記憶に残るか，完全に忘れてしまっても，捨てたのとは別の媒体（雑誌等）にまた掲載・引用されるか，先輩や友人・同僚等から教えてもらえます．資料整理の敵は，大事な情報は1つも逃してはならない，しかも資料整理はすべて1人でしなければならないという「完全主義＆孤立主義」とも言えます．そのために，私は，最初の段階では，すべての資料を広く浅くチェックし，その時に必要と判断した資料以外は，思い切って捨てるか，読むのを止めています．

他面，いったん保存すると決めた資料は，その後無理に捨てる必要はなく，スペースに余裕のある限り，保存しています．以前は，毎年末に保存している資料を総点検して，改めて捨てるか否かを判断しようとしたこともありますが，止めました．この作業には大変な時間がかかる反面，捨てられる資料の量は少ないため，非効率だからです．しかも，保存するスペースは，努力すればかなり広げられます．私の場合は，書斎・書庫で収納しきれなくなった資料（大半は本）は，玄関や寝室に本棚を置いて保存しています．もちろん，どんなに努力してもスペースの拡大ができないときは，古い資料で過去10年以上まったく使っていないものをまとめて捨てています．

この点に関連して，2000年にミリオンセラーになった辰巳渚『「捨てる！」技術』（宝島新書，2000）は要注意です．私も，捨てるための「テクニック10か条」のうち，「第1条見ないで捨てる」と「第2条その場で捨てる」等は，日常生活だけでなく資料のチェック時にも当てはまると思います．しかし，「第3条一定量を超えたら捨てる」「第4条一定期間を過ぎたら捨てる」「第5条定期的に捨てる」を，資料に関しても機械的に実行するのは大変危険です．「捨てるとすぐに必要になる」ことが，稀におこるからです（アーサー・ブロック『マーフィーの法則』アスキー出版局，1993，22頁）．

研究とは次元が違いますが，捨てることを一番徹底しているのは大学の教授会資料です．私は日本福祉大学に赴任した1985年から，教授会が終わった時点で，教授会で配布された資料は，私に直接関係するもの（試験監督・入試業務等のノルマ表や自分も所属する各種委員会の資料）以外は，すべてその場で捨てていました．役職・管理職に就いていない限り，教授会資料を後で見直すことはほとんどないし，稀に必要になった場合にも，公式資料はすべて事務局がきちんと保管しており，そこですぐに閲覧できるからです．2003年4月に社会福祉学部長になった時にはこの習慣は中断せざるをえませんでしたが，2年後にその任期が終わったとたんに復活しました．

（2）　新聞・雑誌140種類の購読・購入とチェックの技法

次に，4種類の資料別に私の購読・購入とチェックの技法を述べます．

私が毎号チェックしている新聞・雑誌（和雑誌と英語雑誌）は約140種類あります．内訳は，一般の新聞6紙，経済・一般誌（『エコノミスト』と『アエラ』）2誌，医療・福祉・リハビリテーション関係の日本語専門雑誌・新聞約100紙誌（寄贈される医療・福祉関係の団体・企業の機関誌やPR誌約50誌を含む），新刊書出版情報誌約10誌（すべて無料），英語雑誌（大半は医療経済・政策学関連の専門誌）24誌です．これら以外に和雑誌10数誌を不定期にチェックしています．

一般の新聞は6紙を毎日チェック

　一般の新聞の朝刊は毎日6紙をチェックしています（夕刊は2紙のみ）．自宅で「朝日新聞」・「しんぶん赤旗」・「日本経済新聞」の3紙を購読し，大学の教員控え室または行きつけの喫茶店で「毎日新聞」・「読売新聞」・「中日新聞（東京にいるときは「東京新聞」）」の3紙を，ほぼ毎日この順序で読んでいます．これら6紙に常時目を通すことにより，「幅広く偏りのない」知識・情報が得られます．本来なら最右派の「産経新聞」も読むべきですが，残念ながら私の住む名古屋市では，新幹線ホームや高級ホテル等ごく限られた場所でしか販売されていません．

　ただし，6紙読むようになったのは1996年からで，それ以前は，自宅で3紙を購読しているだけでした．よく6紙も読むのは非常に時間がかかるのではないかと聞かれますが，じっくり読んでも1時間半，重要または面白い記事がないときはその半分の45分位でチェックできます．ただし，日曜日には全6紙に掲載される新刊書評をていねいに読むため，2時間位かけることもあります．

　日本の新聞は欧米の新聞と異なり，政党機関誌である「しんぶん赤旗」を除いて，どれも似通っていると言われますが，それは必ずしも正しくありません．政治的スタンスが各紙で相当異なることは各紙のイラク（侵略）戦争の報道姿勢の違いからも明らかです．医療・福祉記事の中にも，記者が足で書いた各新聞オリジナルなものが少なくなく，新しい知見を得たり，研究のヒントがひらめくこともあります．

　他面，各紙の社説についてみると，「しんぶん赤旗」以外の5紙は，小泉政権の医療制度改革支持（特に健康保険法「改正」と企業の病院経営参入支持）と医師会批判で歩調を合わせています．それでも，新聞社には多かれ少なかれ「社内言論の自由」がありますから，第一線の記者が社説に示された「社論」とは異なる報道や論評をすることも少なくありません．

　なお，新聞の読み方については，気骨ある記者（北村肇氏）が書いた『新聞記事が「わかる」技術』（講談社現代新書，2003）がたいへん参考になりま

す．北村氏はこの本で「『直感』を正しく働かせるためには，『情報』の蓄積，あるいは『知識』が欠かせない」(19頁)ことを強調しており，私もまったく同感です．

　自宅で購読している新聞で，研究または教育に使えそうな記事・報道があった場合は，その日のうちに切り取り，残りの3紙は大学でコピーしています．ただし，次に述べる雑誌の場合と異なり，切り取るかコピーする新聞記事は，教育・研究にすぐに使えそうなものに限定しています．なんとなく面白そうと思って保存した新聞記事の大半は結局使いませんし，後から必要だと気づいた新聞記事は，「日経テレコン21」等の新聞記事データベースを用いれば簡単に検索できるからです（後述）．私も，社会人（病院勤務医）になった1972年から数年間は，梅棹忠夫『知的生産の技術』に従って，新聞記事を幅広く切り抜き，専用の台紙やスクラップ帳に貼っていたのですが，それらを使うことはほとんどなく，数年で止めました．

日本語専門雑誌・新聞100紙誌チェックの3つのコツ

　医療・福祉・リハビリテーション関係の日本語専門雑誌・新聞をチェックする私のコツは以下の3つです．

　第1は，約100紙誌を，得られる情報の量と質に応じて，次の4段階に「格付け」した上で，チェックすることです：①永久保存する雑誌，②1～数年保存する紙誌，③年末まで保存して年末に一括廃棄する紙誌，④毎号チェック後すぐ捨てる紙誌．

　①は以前は数誌あったのですが，バックナンバーの使用頻度を考慮して，現在は『社会保険旬報』のみにしています（1972年以来35年分保存）．②は『週刊社会保障』，『日経ヘルスケア21』，『厚生の指標』，『病院』，『病院管理』，『医療と社会』等約30紙誌，③は『月刊／保険診療』，『文化連情報』等約10誌，④は約60紙誌です．医療保障関連の情報・論文がもっとも充実している雑誌は『社会保険旬報』ですが，医学・医療団体関連のニュースと社会保障全般のニュースはやや弱いので，それぞれ『日本醫事新報』と『週刊社

会保障』で補っています.

　第2は,雑誌・新聞をチェックする時間と場所を決めておき,細切れ時間を使ってこまめにチェックすることです.具体的には,上記①〜④とも,原則として,大学へ出校する通勤車中でチェックしています(1回約45分.毎週2〜3日).ただし,①と②の雑誌の一部は,自宅で研究の合間に気分転換に読むこともあります.チェック時は速読に徹し,みるのは見出しプラスアルファのみにしています.特に数は多いが情報量が少ない④はサッと見てすぐに(時には数秒で)捨てています.(車中の)チェックで自分の研究・教育に必要な記事・論文を見つけたら,①・②は,その場で該当個所の最初のページに付箋を添付し,後で読むかコピーします.③・④はその場で必要個所を切り取ります.以前は①の『社会保険旬報』の論文も切り取って保存していたのですが,古い論文だと,どのファイルに入れたか分からなくなり,論文が行方不明になることがあるので,止めました.

　第3は,コピーするか切り取った論文は,簡単にでも目を通した上で,最初のページの上にコピーした年月日と自己評価を書き込むことです.私は,最低限,「はじめに」と見出しは必ず読み,その上でコピーの一番上に◎,○,△,×の記号を書き込んでいます.特に重要と判断した論文には,そのポイントや自作のキャッチコピーを書きこんだりもします.例えば,介護保険の金看板だった「自立支援」から「(高齢者の)尊厳を支える」への方向転換を提唱した厚生省・高齢者介護研究会報告書(『2015年の高齢者介護』2003年6月26日)の論評記事には,「自立支援よサヨウナラ,尊厳よコンニチハ」というキャッチコピーを書きました.その上で,先述したファイリング・キャビネットに保存します.書き込みをまったくせずに論文を保存すると,その論文についての記憶が残らないため,後からほとんど使えません.このやり方は,次に述べる英語論文でもまったく同じです.

　『社会保険旬報』と②の主な雑誌は,各年の最終号に掲載される「年間総目次」を切り取って,別にファイルしており,論文を書くときなどに適宜まとめてチェックしています.

英語雑誌で見つけた重要論文は最初の1頁のみコピー

英語雑誌は第1章のコラム3に示した24誌をチェックしています。ただし、定期購読しているのは、教養として読んでいるThe EconomistとHealth Affairs（アメリカで研究者・実務家にもっともよく読まれている医療経済・政策学の総合雑誌）の2誌だけで、他は日本福祉大学附属図書館が受け入れている医療経済・政策学関連の専門誌を、1～3カ月に1度まとめてチェックしています。ただし、New England Journal of MedicineとJournal of the American Medical Association（JAMA.『アメリカ医師会雑誌』）の2誌（ともに週刊）は、毎月、日を決めてチェックしています。

チェックして発見した重要論文は、その場でコピーします。ただしこの場合も、今行っている研究にすぐ使える論文以外は、要旨の掲載されている1頁目だけをコピーします。英語論文は日本語論文以上に後で読む頻度が少ないし、論文コピーは分量がかさばるからです。日本語論文の場合と同じく、すぐにコピーした年月日と自分の評価とコメントを書き込みます。

その上で、先述した私の「ニューズレター」で紹介に値すると思った論文等は全文をコピーします。この作業終了後、英語論文「雑」ファイル（発行年別）に入れます。

医療経済・政策学関連の英語雑誌は、代々木病院勤務医時代および1985年に日本福祉大学に赴任してからもしばらくは、主として慶応義塾大学医学部の図書館（北里記念医学図書館．現・慶應義塾大学医学メディアセンター）や日本医師会図書室に出向いて閲覧していました。なぜなら当時、日本福祉大学付属図書館（以下、日本福祉大学図書館）では医療経済・政策学関連の洋雑誌はほんの数誌しか受け入れていなかったからです。しかし、赴任後私は、毎年図書館に要望して、受け入れ雑誌数を少しずつ増やしてもらいました。その結果、現在では、日本福祉大学図書館は医療経済・政策学関連の洋雑誌を日本でもっともたくさん受け入れている図書館（の1つ）になっています。私の経験では、他大学の経済学部系図書館は医療系雑誌をほとんど受け入れておらず、逆に医学部系図書館は経済学系雑誌を受け入れていません。それ

に対して，日本医師会図書室の受け入れ雑誌は非常に充実しています．

実は，教養のための英語雑誌は，第4章の1で書いたように，英語の勉強も兼ねて，1978年以来25年間 Newsweek を購読していたのですが，2001年9月11日の同時多発テロ以来，アメリカ愛国主義的な記事が急増したので，嫌気がさして止め，2003年から The Economist に切り替えました．The Economist は，単なる経済誌ではなく総合誌であり，しかも Newsweek のようにアメリカ偏重ではなく，世界各国の多様でしかも簡潔な記事や論評（大半が1頁以内）が幅広く載るし，学術雑誌にはない各国の医療改革の内幕記事も時々掲載されるので，満足しています．たとえば，わが国ではほとんど紹介されない，ブレア政権の医療制度改革をめぐる労働党内の深刻な対立を報じた記事です（2003年5月10日号，50頁）．ただし，イラク戦争に対するスタンスは Newsweek とほぼ同じで，その記事は読み飛ばしています．

Newsweek に比べての唯一の難点は，英語が非常に難しい（気取った表現・単語が多い）ことです．逆にこの雑誌を毎号ていねいに読めば，英語の語彙は相当増えます．参考までに，私の The Economist チェックの「手順」はコラム9に書いた通りです．

一般の新聞やマイナーな雑誌にも掘り出しものの情報がある

研究者の中には，自己の専門とする学術雑誌やメジャーな雑誌しか読まない方が多いし，中には必要な情報はすべてインターネットから得られると豪語し，新聞さえ購読していない方もいます．しかし，少なくとも私の専門である医療経済・政策学分野では，一般の新聞やマイナーな雑誌，広報・PR紙誌にも，研究・教育に使える情報が少なくありません．また，研究者や役人，団体幹部等は，全国紙誌や全国学会では「建前」しか発言しないのに対して，マイナーな紙誌やローカルな講演では「本音」を発言することが少なくありません．

たとえば，医療分野への市場原理導入の急先鋒である竹内靖雄氏（成蹊大学経済学部教授）は，公式の場では国民皆保険解体には触れていませんが，

企業の広報紙では，以下のような国民皆保険解体論を堂々と主張しています．「医療保険は任意加入の民間保険にして，そこにどれだけ保険料を払うかどうかも含めて，すべて自己責任の原則に戻すべきだ」，「医療だけは特別で，万人に平等に安く提供されるべきだと思うのはおかしい」(『ファイザー・フォーラム』1999年7月号)．この論文のコピーは，私が担当している日本福祉大学大学院の医療経済学特講の「資料集」にも収録しています．

　新聞・雑誌を幅広く読むもう1つの効用は，研究関連の情報を得られるだけでなく，教養と雑学が身につくことです．基礎科学分野ならいざしらず，人間と社会を対象にする社会科学や人文科学分野で深みのある研究・教育をするためには，幅広い教養が不可欠です．

（3）　本の購入とチェックの技法
　　　──大学図書館を利用して本を「捨てる」技術

　言うまでもなく，本（単行本）は新聞・雑誌と並んで，重要な情報源です．私は，新聞や雑誌の広告・書評，新刊書出版情報誌約10誌（『これから出る本』等）にいつも目を通し，自分の研究や教育に少しでも関連がありそうな本（和書と洋書の両方）は，研究書だけでなく，教科書（的本）や啓蒙書も含めて，幅広くチェックしています．もちろん，本屋にも頻繁に行きますが，医療関連の新刊情報の大半は，上記紙誌から得ています．特に，医療経済・政策学関連の新刊洋書の情報は，ほとんどすべて大手書店4社の「洋書新刊案内」（丸善，紀伊国屋，ナウカ，極東書店．すべて月刊，無料）から得ています．

すぐ読む本以外は図書館に購入申し込み

　ただし，広告や書評を見てすぐ私費購入する本は，今すぐに読みたいか，研究上絶対に読む必要があるものに限定し，和書・洋書とも，大半はまず日本福祉大学図書館に購入を申し込んでいます．私費購入する洋書は以前は海外の出版社に直接ファックスで注文していましたが，現在はすべてAmazon

第5章 資料整理の技法

を通して注文しています．

　私費購入する本を限定しているのは，すべて私費購入するのは経済的に大変なだけでなく，本を無制限に購入すると自宅の保存スペースがパンクしてしまうから，および書名は魅力的でも中身がお粗末な羊頭狗肉の本（特に洋書）が少なくないからです．

　これは大学教員の「特権」ですが，大学図書館がその本を購入した場合には，まず申し込んだ教員に貸し出されますので，それを「パラ読」（拾い読み．browsing）し，手製の「図書カード」（「購入希望図書の申込票」控えの上半分．B6判）に，図書番号，その本のポイント，私の評価等を簡単に書き込みます．この段階での1冊当たりのチェック所要時間は，つまらない本では数10秒，大事な本でも数分～10数分です．図書カードは大学の研究室にあるB6判カードキャビネットに保存しています．この作業を月に1回の教授会時（約3～4時間）に「内職」として行っており，この作業を経た上で，きちんと読むべきと判断した本は改めて私費購入します．この内職は，2003～2004年度の社会福祉学部長在職中は自粛していましたが，2005年度から復活しています．

　以上の図書館で購入してもらうことに始まる，本の一連のチェック法は，大半の本を「捨てる」技術，あるいは図書館に保管してもらう技術とも言えます．正確に数えたわけではありませんが，図書館に購入してもらっている本は，和書・洋書あわせて毎年約500冊と思います．このやり方を22年間続けているので，私は，今では図書館一の「大口利用者」になっています．図書館職員も熱心な利用者には非常に協力的で，購入希望を出して断られたことはほとんどありません．その分野のプロが選書するために，蔵書が充実するからだと思います．その結果，現在では，日本福祉大学図書館は，医療経済・政策学分野の洋雑誌だけでなく洋書に関しても，日本で一番充実した図書館の1つになっています．

私費購入した本のチェックのプロセス

　私費購入するか著者から寄贈された本のチェックのプロセスは以下の通りです．

　まず，表紙裏に自分のサイン（ロゴマーク）と購入（寄贈）年月日・購入書店（寄贈者），および簡単な購入動機を書きます．次に，本のはしがき（または序文）とあとがき（これはない場合もある）を読みます．これでチェックに値すると判断した本は，目次をながめた上で，本文を最初から最後まで，見出し中心に「パラ読」（browsing）します．興味がある見出しに続く本文（第1パラグラフ）には，適宜目を通します．この過程で，興味を持った個所にはどんどん赤線を引いたり書き込みをするとともに，特に重要と思う個所や後で使えそうな個所，疑問があり後できちんと調べるべき個所等に付箋を貼ります．最後に，本の表紙裏に，その本のポイントとその該当頁数，その時点での評価を書きます．言うまでもなく本のチェックは自宅でするとは限りませんので，いつでもどこでも付箋を貼れるように，予備の付箋（20～30枚）をいつも手帳に挟んでいます．後述するように，寄贈された本はチェック後すぐに礼状（原則として電子メール）を書きます．

　以上の作業を通して，読むに値すると判断した本は，すぐまたは後日，じっくりと読みます．逆に，つまらないと思った本は，本文のチェックもごく簡単に済ませています．

　社会人になった直後の1972年から数年間は，新しく購入した本に自分専用の蔵書印を押すとともに，1冊ずつ「図書カード」を作っていました．しかし，本のチェックは必ずしも自宅でするわけではないこと，および図書の購入数が増えると図書カードを作成する労力が増える反面，その図書カードを後から使うことはほとんどないことが分かり，止めました．先述したように，図書館に購入してもらった本には図書カードを作成していますが，これは「購入申込票」の控えであり，新たな労力は不要です．

経済的制約から欲しい本をすべて買えないときの逆説的購入法

　ここで，一言触れておきたいのは，経済的制約から欲しい本をすべて買えないときの，買うべき本の選択です．私は，時間はあるが金はない大学院生には，以下のような逆説的助言をしています．それは，各自の研究分野の定番本・基本図書（特に，全体を読む必要はない講座や選書等のシリーズ物）は図書館の本で間に合わせる代わりに，自分の研究に役立つことが少しでも書いてあるが，メジャーではない著者や出版社の本を見つけたらすぐその場で買うことです．なぜなら，定番本と違い，このような本はすぐ絶版・品切れになり，しかも大学図書館は受け入れていないことが少なくないので，後から読みたいと思っても手に入らないことがよくあるからです．この方法は，日本福祉大学経済学部の故寺田稔教授から教えていただきました．

　ただし，これはあくまで「便法」であり，研究者は，経済的に余裕がある限り，本は多めに買った方が良いと思います．必要と思う本や資料はどんどん買うが，それ以外の生活は質素にするのが「学者的生活様式」です．

（４）　主な官庁統計はバックナンバーも購入

　先述したように，私は単行本の私費購入はやや抑制していますが，医療分野の主な官庁統計（『医療施設調査・病院報告』，『医師・歯科医師・薬剤師調査』，『社会医療診療行為別調査』等約10種類）は継続的に私費購入しています．厳密な意味では官庁統計ではありませんが，『厚生の指標』（月刊）の臨時増刊号として毎年発行される『国民衛生の動向』・『保険と年金の動向』・『国民の福祉の動向』の3冊は，医療・福祉・社会保険関連のデータブックとして大変便利であり，すべて保存しています（これら3冊は，単独でも購入できます）．

　特に使用頻度が高い官庁統計と『国民衛生の動向』，『厚生白書』のバックナンバー（第1回発行分から）は，臨床医だった1970年代に，論文・本の原稿料・印税をはたいて（時にはそれから足を出して），専門古書店から購入しました．大学に所属しない在野の研究者だった当時は大学や官庁の図書館を

自由に使えなかったために，必要に迫られて購入したのですが，大学教員になってからも，私費購入を継続しています．私は長年実証研究を行っていますので，統計数字を眺めるのが半分趣味になっており，自宅で，必要とその時の気分に応じて，気軽に手元の官庁統計をチェックしたり，簡単な計算をしてそれに書き込んだりしています．

大学教員でも，自己の専門分野の官庁統計を私費ですべて揃えている方は必ずしも多くありません．しかし，図書館からそのたびに官庁統計を借りだして，必要個所をコピーすると，大変な手間と時間がかかります．私のやり方は，渡部昇一氏の言葉を借りると，「時間を金で買う方法」（「金を使って本を手元に置けば，莫大な時間の節約になる」）です（『知的生活の方法』講談社現代新書，1976，111・113頁）．最近は，官庁統計の概略は各省庁のホームページに掲載されるようになりましたが，一部を除いて全文は掲載されていません．

ただし，私の経験では，官庁統計から明らかになるのはあくまで一般論であり，オリジナルな実証研究は，オリジナルな独自調査または官庁統計の基礎になっている個票を用いた研究からしか生まれません（ただし個票は一般には未公開）．

私が今まで行った実証研究のうち，従来の通説を打破して社会的にも大きな影響を与えた２つ（「老人病院等の保険外負担の全国調査」と「保健・医療・福祉複合体の全国調査」）は，ともに全都道府県のさまざまな関係者の公式・非公式の協力を得て行った独自調査に基づいています．

（5） インターネットを利用しての情報検索——便利だが補助的

この10年間のインターネットを中心としたIT（情報技術）の開発と普及で，医療経済・政策学関連の情報検索は格段に便利になりました．

なによりもありがたいのは高機能のデータベースを日常的に使えるようになったことです．私は大学教員の「特権」で，一般には利用料がかなり高い新聞記事や雑誌記事のデータベースを無料または低額で使えるため，新しい研究テーマについての基礎的情報・文献を調べる時には，まずこれを用いて

います.常用しているのは,「日経テレコン21」の「新聞記事検索データベース」(2006年8月現在,全国紙・地方紙・専門紙約60紙をカバー),「MagazinePlus」(国立国会図書館の「雑誌記事索引」を中核とした国内最大の雑誌・論文データベース)と「医学中央雑誌Web版(第二次大戦前からの伝統を誇る医学・医療論文の専用データベース.主要論文は要旨付き)」の3つです.

特に日経テレコン21の新聞記事検索データベースはたいへん重宝しており,1988年にこれを使い始めてからは,新聞記事のスクラップは,すぐに研究や教育で使いそうなものを除いて,止めました.

MagazinePlusと医学中央雑誌Web版は,医療経済・政策学分野のような「境界領域」の論文を検索する上では相補的です.片方だけで検索すると重要論文が抜けることがあるので,同一のキーワード(テーマ,著者名)を用いてダブルチェックするようにしています.

論文データベースで注意すべきことは,論文の発行からデータベース収録までに1~数ヶ月の時間差(タイムラグ)があるために,これのみを用いると最新文献を見落としてしまうことです.私の学部ゼミ生が私の論文をMagazinePlusのみで検索したために,雑誌の最新号に掲載された論文を見落とすという「笑い話」もありました.なお,MagazinePlusの中核を占める国立国会図書館の「雑誌記事索引」は,2002年10月から同図書館のホームページで無料公開されています.

本のデータベースとしては,Amazonや大手書店(紀伊国屋書店や丸善等)のホームページとウェブキャット・プラス(http://webcatplus.nii.ac.jp 国立情報学研究所提供)を用いています(すべて無料).国立国会図書館のホームページと違い,これらには,本の簡単な紹介(宣伝)も載っているからです.特に,ウェブキャット・プラスには,本だけでなく,一般には市販されていない医療・福祉関連の各種報告書(例えば,医療経済研究機構や日本医師会総合政策研究機構のもの)も相当数掲載されており便利です.

最近は,官庁(厚生労働省,内閣府等)のホームページも充実しています.特に,新聞では要旨しか報道されない報告書等の全文がすぐに見られるのは

大変便利です．例えば，小泉政権が発足直後の2001年6月21日に発表した経済財政諮問会議「骨太の方針」は内閣府のホームページにすぐ掲載されましたので，私はそれを用いて1日半で批判論文を執筆し，わずか10日後に専門雑誌（『社会保険旬報』7月11日号）に発表しました．最新の官庁統計の「要旨」も，各官庁のホームページにすぐ掲載されますので，急いで見たいときには便利です．

　各種審議会や委員会の議事録も最近は相当公開されていますので，それをていねいに読めば，そこでの議論（時には激論）の経過もかなり分かります．私にとって今までで一番面白くしかも研究にも役だったのは，厚生労働省「これからの医業経営の在り方に関する検討会」（田中滋座長．2001～2003年）の議事録で，これを読むと検討会の『最終報告書』（2003年3月26日発表）に集約される前の，各委員の生の意見（と人格・識見）がたいへんよく分かりました．ただし，議事録の公開はかなり遅れること（時には数カ月後），および委員会等で配布された資料の大半は掲載されないのが難点です．

　無料の検索エンジン（ヤフーやグーグル等）もよく用いています．テーマ（キーワード）によっては掘り出しもの的な情報も得られますが，明らかな誤りや，信憑性に欠けうかつには使えない「ゴミ情報」が多いのが難点です．自分の専門外の事項についてまとまった知識を得たいときには，Wikipedia（ネット上の無料百科事典．特に英語版）のお世話になることもあります．

　ただし私は，医療経済・政策学関連の情報検索は日常的には紙媒体（新聞・雑誌・本・官庁統計）中心に行っており，データベースや各種のホームページを用いた検索はあくまで補助的・補完的です．なぜなら，それらによる検索は「キーワード」を用いて行うために，得られる情報の幅が非常に狭くなるからです．それに対して，紙媒体の検索では，自分が今関心を持っているテーマ・事柄以外の予期せぬ資料・情報を得ることができます．繰り返しになりますが，社会と人間を対象にする社会科学や人文科学分野の研究者には，専門分野だけでなく，専門外の幅広い知識と教養が不可欠なのです．

3 「読書メモ」と「読書ノート」，研究関連の手紙書きの技法

先に書きましたように，本のチェックをして読む必要・価値があると思った本は最初から全体を読み通します．ただし期待に反して，途中で読むに値しないと判断した本は，その時点で読むのを止めます．効率的に読書を行うためには，清水幾太郎氏が強調したように，「読み始めた以上は最後の頁まで読み通さねばならぬ」等の「読書についてのケチ」を克服する必要があります（『本はどう読むか』講談社現代新書，1972，107頁）．

私は，読了した本については，「読書メモ」と「読書ノート」という2つの記録を東京医科歯科大学に入学した1966年（18歳時）から40年以上継続してつけています．これらに加えて，大学教授になった1985年からは，研究関連の手紙を日常的に書き，かつ保存するようにしています．これら3種類の記録はすべてファイルに綴じて，机のそばの本棚に置き，椅子に座ったまま簡単に取り出せるようにしています．

（1）「読書メモ」の技法——読了したすべての本を1冊1行で記録

私は，本を読了したらすぐに，後述する手帳の日記欄に書名と自己評価（◎，○，△，×等）を記入しています．その上で，毎月末にそれを手がかりにして，その月に読んだすべての本（教養・娯楽書を含む）のリストを作成しており，それを「読書メモ」と称しています．

記録は必ず本1冊1行とし，記載項目は，読了日・曜日，著者名，書名，出版社名，備考（自己評価等）の5項目です．記載は読了日順ですが，教養・娯楽書は毎月最後にまとめて記入しています．単行本だけでなく，各種の報告書等も記入します．ただし，最近は，2～3カ月分まとめて記入することが多くなっています．当初は専用ノートに記録していましたが，1985年からはワープロで作成し，専用の2つ穴ファイルに綴じています．

病院勤務医時代は，忙しさに流されずに本を読み続ける決意を込めて，

「堅い本」（医療問題や社会科学関連書等）を毎年50冊以上読了することを目標・ノルマにしており，毎年末にこの「読書メモ」の記載に基づいて，その年に読んだ本の冊数をジャンル別に集計して，一喜一憂していました．若い「修行」・「充電」時代は，このような外的強制は有効だったと思います．

しかし，1985年に大学教授になってからは，年末に冊数を集計するのは止めました．読了した本の冊数と読書の質とは関連が弱いし，研究をすすめる上ではたくさんの資料や本を拾い読みすることが不可欠であり，読了した本の冊数を数える意味はほとんどないからです．その上，私は原稿を書けないときには，気分転換のために（本当は単なる逃避で），原稿とは無関係の本を乱読する癖があるので，各月・各年に読んだ本の冊数と研究の「質」とは，逆比例することさえあります．

（2）「読書ノート」の技法——本の読解力や論理的思考力を身につける

読んだ本の単なるリストである「読書メモ」より，はるかに大事・有用なのは「読書ノート」です．「読書メモ」と同じく，「読書ノート」も，大学に入学した1966年から40年継続しています．ただし，医学部学生時代と病院勤務医になってからとでは，読書ノートの対象も書き方も大きく変わりました．

学生時代の読書ノートの対象は，ほとんど哲学や社会科学書（特にマルクス主義の古典）でした．しかも，本の感想はほとんど書かず，本の抜き書きをできるだけ「客観的」に書いていました．このやり方は，本の内容を正確に理解・要約し，知識を増やすためには有効でした．このトレーニングを5年間（大学6年次は医師国家試験の受験勉強等のため休止）積んだおかげで，難解な本の読解力や論理的思考力が身につきました．他面，この読書ノートは，後から読んでもまったく役に立ちませんでした．本の内容を確認するためなら，本の現物を直接見直す方が合理的ですし，その時はいくら「客観的」に書いたつもりでも，読んだ時点での「主観」の影響を強く受けているからです．

それに対して，病院勤務医になった1972年4月に再開した読書ノートでは，

第5章　資料整理の技法

主な対象が医療問題・医療経済学関連の本に変わり，しかも本の要旨だけでなく，自分の感想も具体的に書くことにしました．私は，病院勤務医になった時点から，将来「脱医者」をして医療問題の研究者になろうと考えていたので，そのための準備として，特に思考力を身につけるために読書ノートを再開しました．ただし，「読書メモ」と同じく，1985年末からは，ワープロで作成し，それを専用の2つ穴ファイルに綴じています．

なお，読書ノートは，必ず本を読み終わった後に書き，読みながら書くことは絶対にしません．これを行うと，読書の流れが断ち切られてしまうからです．立花隆『僕はこんな本を読んできた』（文藝春秋，1995）の「『実践』に役立つ14カ条」の(7)にも「本を読みながらノートを取るな」と書かれています（74頁）．実は，この本を読んだ私の教え子が，「読書ノートは取るな．その時間があれば他の本を読め」と書いてあると早とちりして，私に質問してきたことがありますので，あえて書く次第です．

読書ノートに書くポイントは，初心者と中級・上級者とでは違う

このような経験を通して，私は，読書ノートに書くポイントは初心者と中級・上級者とで違うと思うようになりました．初心者（大学生や大学院博士前期課程の院生）では，なによりも本の内容を正確に把握・要約して，それと対比して自分の意見・感想をまとめることが必要です．私は，学部3・4年生対象のゼミ（専門演習）でも，大学院博士前期課程の院生対象の演習でも，この方式でレポートを書くように指導しています．それに対して，中級（大学院博士後期課程の院生）・上級者では，本の「客観的」要旨は最小限にして，自分の感想中心に徹底して「主観的」に書くのが効率的です．具体的には，自分の研究に使えそうなことやヒントとなったこと，書かれている内容や著者の主張・解釈についての共感・疑問・批判等です．

私は，現在でも，自分にとって新しいテーマであり，しかもそれについて将来論文を書く予定の時は，自分の頭の整理のために，本の要旨もかなり詳しく書いていますが，あくまで自分の問題関心に引き寄せてまとめています．

しかも読書ノートは書きっぱなしにせず，書いた後も，適宜読み返し，必要に応じて赤線を引いたり，手書きで補足・訂正しています．

読書ノートは，病院勤務医時代の13年間に書いた手書きのものだけで31冊（B5判）あります．1冊約50頁ですから，合計すると約1500頁にもなります．このように若い時にこつこつと読書ノートを書き続けたことが，知識を増やすためにも，論理的思考力や構想力を身につけるためにも，大変役立ちました．また，書くことによって記憶が強化されるので，読書ノートでも記録と記憶は相補的です．

哲学者の芝田進午氏（故人）は，氏主催の「哲学セミナー」（1976年4月17日）で，「どれだけの本を読んだかではなく，どれだけたくさん［読書］ノートを作ったかが重要だ」とおっしゃっていましたが，まさにその通りと思います．読書法に関しては，速読法と精読法の優劣についての議論もありますが，両者を対立させるのは無意味であり，適宜併用すべきです．先に述べた本購入時のチェックは速読ですが，読書ノートを書くのは精読と言えます．

病院研修医の時期（医学部卒業後1・2年）の読書ノートは文字通り読了した1冊の書物を対象にして書いており，「お勉強のまとめ」的な色彩が強かったのですが，将来的に「脱医者」することを決意して医療問題の研究を本格的に始めた時期（1970年代後半）からは，医療経済・政策学関連の重要論文（たとえば，医療経済学の古典的英語論文）や政府・厚生労働省の重要文書についても書いたり，特定テーマについての本・論文・資料について包括的に書いたりするようになり，研究や論文執筆と読書ノートとの距離が近づきました．読書ノートに加筆して，論文にしたこともあります．たとえば，2003年2月に「病院の外来分離を『第二薬局』の歴史に照らして考える」というまったく新しいテーマの論文（『月刊／保険診療』昨年3月号掲載）を書いたときは，読書ノートを15頁も書きました（400字換算で約60枚）．

ただし，最近は読書ノートを書く頻度は減っています．その代わり，先述したように，読了した本の表紙裏に，本のチェック時に記入した事項に加えて，新しく発見した重要と思うことや，後で使えそうなことをかなり詳しく

書いています．本文への付箋張りも増やしています．また次に述べる，寄贈された本の礼状（電子メール）が，一部，読書ノートに代わる役割を果たしています．

（3） 研究関連の手紙整理の技法
　　　——相手の手紙とペアで日付順に保存し，必ず「目次」を作る

　最近は読書ノートをあまり書かなくなった反面，研究関連の手紙（大半は電子メール．以下同じ）を書く機会ははるかに増えています．私にとっては，研究者やジャーナリスト，実践家等と手紙で率直に意見や情報を交換することは，論文や本を書くための基礎作業にもなっており，一部の手紙は事実上の「小論文」となっています．著者から寄贈された研究書を読んで，お礼と感想を書く手紙は，「読書ノート」に近い内容と密度になります．それだけに，これらの手紙は，何度も推敲したうえで，送ります．

　寄贈された本に対する礼状をコピーして，「新刊情報」として大学院の演習や講義で配布することもあります（もちろんその際，相手のアドレスは消します）．

　私は，日本福祉大学の教授になった1985年から，研究関連の手紙は，ワープロで書いたものだけでなく，手書きの葉書も含め，必ず書いたらすぐにコピーをとり，対応する相手の手紙とペアで，時間軸に沿って（書いた日付順に）2つ穴ファイルに保存しています．電子メールも研究に関連するものは必ず印刷して，一緒に保存します．

　重要な手紙は書いた（もらった）直後を中心に，何度も赤線を引きながら，読み返しています．特に研究論文を書くときには，そのテーマに関連した以前書いた手紙をできるだけ読み返すようにしています．これによってそのテーマについての理解が深まると同時に，記憶が強化されます．つまり，手紙でも記録と記憶は相補的です．

　毎月末には，その月に書いたりもらったりした手紙の「目次」を作成し，後からすぐに参照できるようにしています．この場合は，先述した「読書メ

モ」と同じく，1通1行とし，手紙を出した（またはもらった）年月日，相手の氏名，手紙の内容のポイントを書きます．これには1時間前後かかりますが，この作業を通して，手紙の整理と内容の記憶の強化ができます．この点についても，記録と記憶は相補的です．

さらに年末には，1年分の手紙と目次をセットにして，2つ穴バインダーに入れ替えて保存しています．2003年に電子メールを常用するようになってからは，手紙の量が大幅に増え，年間延べ約800〜1000人（件・組）の手紙を保存していますが，相手の手紙とセットにしても，厚さ10センチメートルのバインダー2冊に1年分が収まります．このように整理しているために，後から必要になった手紙は当該年のバインダーから秒単位で取り出せます．研究関連の古い手紙で重要なものを，大学院の演習でコピーして教材として配布することもあります．

最近は電子メールをパソコンソフト（Outlook Express 等）上のみで保存・管理している方が多いようですが，これでは手書きの手紙と一体での保存・管理ができず，先述した資料整理の大原則「ポケット1つ原則」（『超整理法』32頁）に反します．その上，紙に印刷・コピーした手紙のチェックは，パソコン画面上の検索よりもはるかに速くかつ手軽にできます．

実は，かつては手紙の「目次」はワープロで書いたもののみを対象にして作っていたのですが，これでは手書きの手紙や葉書を後から検索するのは大変困難です．そこで，2000年からは研究関連のすべての手紙と葉書の「目次」を作成するようにしています．

手紙はこまめに書く，きれいな絵葉書や記念切手を使う

私が手紙書きで一番大事だと思っていることは，簡単な内容でもよいからこまめに書くことです．特に礼状書きは励行しており，本や論文を寄贈された場合はすぐに拾い読みして簡単な感想を添えた礼状を書くようにしています．人から問い合わせがあった場合もできるだけ早く返事を出すように努力しています．他面，内容のない儀礼的な礼状は一切出しません．

第5章　資料整理の技法

　私が特に重視していることは，保健・医療・福祉複合体等の施設見学をさせていただいたら，その日のうちに滞在先のホテル等で，簡単な感想を添えた礼状をきれいな絵葉書で出すことです．これは施設見学の簡単な記録にもなりますので，必ずコピーして保存します．もちろんこの葉書はすべて手書きです．そのために私は，いつでもどこでも葉書を書けるように，いつも持ち運んでいるＢ６判カードケース（後述）に，きれいな絵葉書と切手を数枚ずつ入れています．

　私が手紙をこまめに出すことの大切さに目覚めたのは，1983年に「朝日新聞」の政治コラムで次の逸話を読んだときでした（8月11日夕刊．「意外な人に好まれて」）．それには，空手家の大山倍達氏が，週刊誌のインタビュー記事で，「（政治家の中で）好きなのは共産党の不破さん（不破哲三委員長．当時）だなあ．あの人はね，私が本を贈ると必ず感想を添えて礼状がくるんだよ．こういう礼儀正しい人は好きだね」と語ったことが紹介されていたのです．

　遅まきながら私も2003年以降は，大半の手紙は電子メールで出すようになりましたが，たまに葉書や封書を出すときに工夫していることは，きれいでインパクトの強い絵葉書や記念切手を使うことです．そのためにそれらを大量に購入・保存しています．絵葉書は，「寅さん映画」のポスター絵葉書（「寅さん絵入りはがきセット」1997年，1組48枚）中心に，黒澤明監督の映画ポスター絵葉書（1999年，1組30枚），鉄腕アトムの絵葉書等，合計1000枚以上購入しました．封書を出す場合も，通常切手は絶対に貼らず，きれいな記念切手で，しかも「世界人権宣言50周年」，「民衆を率いる自由の女神（ドラクロア）」等，メッセージ性のあるものを，やはり1000枚以上ストックしています．なお，東京駅隣の東京中央郵便局の「切手掘り出しコーナー」に行けば，一般の郵便局ではとっくに売り切れている数年前の記念切手を大量に購入できます．

　きれいな絵葉書や記念切手は少数しかないと使うのが惜しくなりますが，これくらい大量にストックがあるとドンドン使えます．特に，寅さん絵葉書は，寅さんこと渥美清さんが転移性肺ガンで亡くなられた翌年（1997年1月）

に首都圏の郵便局のみで限定発売されたために稀少性があり，受け手に対するインパクトが非常に強いようです．たとえば，ある団体で古い資料を見せてもらった礼状を寅さん絵葉書で書いたところ，その葉書が珍しがられて，事務局員全員に回し読みされたそうです．電子メール全盛時代だからこそ，きれいな絵葉書や記念切手を貼った封書は，受け手に新鮮な印象を与えるのだと思います．

（4） 年賀状の2つの工夫——「自分史」づくりと省エネ「住所録」

葉書の一種である年賀状には2つの工夫をしています．

1つは，日本福祉大学教授就任が決定していた1985年から，毎年，年賀状に前年の反省と当年の計画のポイントを簡単に書き，毎年の年賀状をつなげれば「自分史」になるようにしていることです．そのために，年賀状はB6判カード・ホルダーに入れてまとめて保存しています．

年賀状からは離れますが，私は最初の単著である『医療経済学』（医学書院，1985）を出版したときから，著書（単著）の「あとがき」には必ず（前著を書いて以降の）自分の研究史を書くようにしており，それらをつなぎ合わせれば，研究者としての詳しい「自分史」となるようにしています．このやり方は，川上武先生に教えていただきました．私は，現在でも時々，臨床医（リハビリテーション医）から医療経済学研究者に転身した理由を聞かれるのですが，これは『医療経済学』のあとがきに詳しく書いています．

年賀状の使い方のもう1つの工夫は，相手からもらった最新の年賀状（約1000枚）を，所属別（親戚・旧友から日本福祉大学卒業生まで約20）に区分して，そのまま「アドレスカード」にしていることです．かつては，梅棹忠夫『知的生産の技術』に従ってB6判の「アドレスカード」を作ったり，データベースソフトを用いて住所録を作成したこともありましたが，ともに数年で止めました．なぜなら住所の変更の書き込みや入力が大変であるにもかかわらず，年賀状を交換する人の大半（9割以上）は，年賀状以外に連絡をとることはなくきわめて非効率だからです．

（5） 名刺は時間軸で保存

　名刺は受け取ったその場で，最低限，年月日，余裕があれば名刺交換した場（会合名等）やその人から聞いた個人情報を，本人の見ている前で書き込みます．名刺への書き込みは一部では非礼と言われており，そのために遠慮して後で消せるように鉛筆で薄く書いている方もいますが，後で消すのでは情報の価値がありません．それらの名刺は，帰宅したらすぐに，もらった順に（つまり時間軸に沿って）名刺ボックスに入れ，半年分ごとに見出しカードを挟んで区分けしています．

　超整理法の野口悠紀雄氏も「名刺も時間順に」整理されていますが，「保存が必要なものを選別して，コピーをとり，時間順に綴じ」ているそうです（『超整理法』71頁）．しかし，選別やコピーには意外に時間がかかります．そもそも名刺交換の大半は儀礼的なもので二度と使わないので，名刺の整理に時間をかけるのは無駄です．もちろん名刺が後から必要になることもありますが，もらった時期をだいたいでも覚えていれば，すぐに取り出せます．私は，次に述べる手帳にほとんどすべての会合を記録していますので，数年前にもらった名刺でも，その日付は簡単に分かります．

　連絡をとりあうことの多い友人・知人や主要組織（新聞社・出版社・医療団体等）の住所や電話・ファックス番号は，手帳のアドレス帳（手帳本体から取り外し可能で，毎年更新する必要ないもの）に書いています．ただし，最近は，大半の連絡は電子メールですますために，葉書や封書を出したり電話をかける頻度は激減しました．

4　能率手帳小型判と特製Ｂ６判カードによる自己管理の技法

　次に，資料整理と関連して，私が行っている能率手帳小型版と特製Ｂ６判カードを併用した自己管理の技法について述べます．私はこれを，今まで述べてきた資料整理の技法と一体に行っています．

（１） 手帳による自己管理の技法──３色ボールペンで記録・点検

　手帳は高校２年次（1965年）からほぼ40年分をすべて手元（机の横のキャビネット）に保存し，必要に応じて見直しています．手帳の記載密度は高校・大学時代はごく薄かったのですが，1972年に社会人（病院勤務医）になってからは意識して細かく書いてきました．そのため，手帳を見返すことで，少なくとも仕事と研究に関しては，いつ何をしていたか，誰と会っていたかはほとんど分かります．

　1968年（大学３年次）から能率手帳を使い始め，1975年からはそれの小型版に変更して，現在に至っています．小型版に変更したのは，当時，東大病院の研修医としてリハビリテーション医学の指導を受けていた上田敏先生から，「手帳はワイシャツの胸ポケットに入るものでなければならない」と教えられたからです．大きな手帳だと上着や白衣のポケットにしか入らないため，それらを脱いだときに使えなくなるのです．

　能率手帳の月間予定欄には大まかな予定を書きますが，日常的に使うのは週単位の日記欄です．これらには，毎年・毎月・毎週の始めに会議・学会・講演・原稿執筆（締め切り）等の予定を書き込むとともに，毎日それらの実施の有無，予定外にしたこと，読んだ本，勉強時間，体調等，なんでも書き込んでいます．以前は手紙を出した相手の名前も書き込んでいましたが，電子メールを使うようになって，手紙を出す回数が急増したので止めました．

　1975年からは３色ボールペンを用いており，毎日・毎週・毎月末に自己点検・自己管理を行っています．予定または約束は黒字，予定外でしたことは青字，予定または約束していたがその週または月にできなかった事項には赤線を引き，後日できた段階で赤字で日付を書き込んでいます．

勉強・研究の自己管理のノルマ・目標

　私が大学教授になってから22年間継続している，勉強・研究の自己管理の主なノルマ・目標は次の３つです．①社会科学の独習・研究（１日２時間以

上),②英語の勉強(1日1時間以上),③休日や校務等のない平日は1日8時間以上独習・研究(これを「蟄居」と呼んでいます).これらは,すべて週・月・年単位で集計すると同時に,各月の実績は過去3年分の同月実績と比較しています.最近数年間の実績は,①約8割,②約3割,③約100日です.大学で管理業務に就くようになったためか,③が漸減傾向なのは残念です(「保健・医療・福祉複合体の全国調査」にほぼ専念できた1997年は155日でした).

①・②の手帳への記録はまだ病院勤務医だった1978年に,社会科学系の大学教員になるための「臨床医脱出5ヵ年計画」を立てた直後に始めました(ただし,当時のノルマは①1時間以上,②30分以上でした).③は日本福祉大学の教授に転身し,自由時間が大幅に増えた1985年から集計・記録し始めました.そのきっかけは,大学に赴任した1985年11月に,大先輩の福岡猛志教授(現副学長)が「学者は勤労者並みに1日8時間勉強しなければならないが,それは困難だ」とおっしゃったのを聞いたことで,それに発憤して始めました.

なお,勉強時間や様々な教育・校務に要した時間(例えば,学生のレポート添削や会議時間)は切りがよい15分単位で(1/4, 1/2等の分数を用いて)記録しており,これは「タイムスタディ」の個人版とも言えます.これらの記録は半分趣味でしていますが,大学の教員の仕事は毎年比較的一定していますので,教育・校務に要した時間の記録は,翌年に教育・校務についての現実的な見通しを立てるときに参考になります.たとえば,講義資料の作成時期と所要時間,ゼミレポートの添削時期と所要時間等です.なお,西村晃氏(経済キャスター)も『奇跡の時間管理術』(かんき出版,1998)で,「15分刻みの計画と行動」に基づく時間の使い方の33の法則を提唱しており,参考になります.

このように何でも手帳に書いているとずいぶん時間がとられると思われるかもしれませんが,大半の記録や点検は,細切れ時間に数秒〜数十秒でしています.しかも記録や点検をするために1日に手帳を何度も見直しますので,

自分がしたこと，すべきことについての記憶が強化されます．ここでも，記録と記憶は相補的です．

（2） カード書きの技法
　　　――特注Ｂ６判カードに「いつでも，どこでも，なんでも」書く

　私がＢ６判カードを用いるようなったのは，社会人（病院勤務医）になった1972年からです．私の同世代の多くの人々と同じく，梅棹忠夫『知的生産の技術』に触発され，そこで推奨されていた市販の京大型カードを使い始めました．このカードは薄いメモ用紙に比べて丈夫な反面，厚いため，かさばって持ち運びに不便であり，しかも厚い紙は「もったいない」という気持ち（心理的バリア）をおこすため，気軽になんでも書きづらいという弱点がありました．

　そこで，1973年（10月４日）に，薄くて丈夫なケント紙を用いたオーダーメイドのＢ６判カードを特注し，以来33年間それを用いています．当時，私の後輩医師に紙問屋の御子息がおり，その会社に直接出かけて，いろいろな紙の厚さをマイクロメーターで測りながら，薄くて丈夫な紙を選びました．その後，このカードは，当時勤務していた代々木病院の職員に，その後は日本福祉大学の教員に，それぞれ数十万枚単位で実費頒布し，好評を博しました．ただし残念ながら，今も常用されている方はごくわずかです．

　私は，Ｂ６判カードを数十枚入れたカードケースを常に携帯し，研究・教育のアイデア，様々な計画・決意・自己反省，会議・講演等のメモ，読むべき文献，人から教えてもらった面白い情報，気に入った名言等，「いつでも，どこでも，なんでも」書き込んでいます．自宅でカードを書くことは少なく，通勤車中，喫茶店，各種会議（学会・研究会～教授会）中，時には酒席等，思いついたその場で書くと同時に，随時読み返したり，追加の書き込みをしたりしています．

　カードを書く上で一番大事なことは，カードの左上に，書いた年月日・時刻と書いた場所を必ず書くこと，および見出しを必ず書くことです．これに

よって，後からカードを読み直したときに，書いた当時の記憶がよみがえります．もう1つ注意すべきことは，絶対にメモ帳等に下書きしないで，最初からカードに書くことです．

　カードのうち，日記的な内容のカードは，毎年末にまとめて，Ｂ６判の２つ穴バインダーに入れて「日記カード」として保存しています．ちなみに，先述した，梅棹忠夫『知的生産の技術』への疑問を書いた年月日や特製カードの発注日等は，すべて30年前の「日記カード」ファイルで確認しました．名言カードは「名言」と見出しをつけたＢ６判ハンギング・ファイルに保存しています．それに対して，研究のアイデア等を書いたカードは，実行した段階で適宜破り捨てています．

5　資料整理の技法に興味を持った動機と私のプロ意識

　以上，私の資料整理の技法（広くは知的生産の技術）の概略を紹介してきました．ここでは，視点を変えて，私が資料整理の技法に興味を持ったそもそもの動機とそれを身につけるための努力，および私の研究者兼教育者としてのプロ意識と美学について述べます．

（1）　病院勤務医時代の継続的努力

　私は小さいときから，計画づくりや資料整理が好きで，医学生時代にも，学生運動のビラや会議録等を年単位で整理・保存していました．冒頭に述べたように，1969年に書いた学生運動のビラの現物を約30年後にすぐに取り出せたのはそのためです．そのような土壌があったところに，大学4年次の1969年（12月26日）に読了した梅棹忠夫『知的生産の技術』が一大啓示になり，それから意識して自分なりの技術（技法）を開発し始めました．

　もっともＢ６判カードをはじめとした梅棹式情報整理術（「知的生産の技術」）を本格的に励行するようになったのは，先述したように1972年に病院勤務医になってからです．ただし，私はカード万能（唯一）主義ではなく，

その当時から，Ｂ６判カードと各種ノート（先述した「読書メモ」，「読書ノート」等）を併用していました．まとまったことが書けるノートと違い，カードでは記載がどうしても断片的になり，しかも記録の一覧性と時間軸に欠けるからです．

今まで述べてきたさまざまな情報整理技法（広くは知的生産の技術）の大半は，13年間続けた病院勤務医時代に試行錯誤を経て，開発したり身につけました．この時代に書いたカードを見直すと，将来「脱医者」して医療問題の研究者になるために，さまざまな自主規律を設けていました．病院での臨床医としての仕事プラス各種の管理業務をこなしながら，リハビリテーション医学や医療経済学を中心とした社会科学の勉強・研究時間を確保し，論文を発表し続けるためには，相当の努力が必要だったからです．

「日曜研究者」を脱して，平日の早朝・昼休みにも勉強

当時，川上武先生からは「日常的に考えていると自然に分かる」とサラリと言われたのですが（1976年5月18日），そのためには「日曜研究者」を脱して，日常的に勉強・研究をする習慣を身につけなければなりませんでした．そこで，平日は，毎日8時前に早朝出勤し，勤務が始まる9時まで1時間，代々木病院の隣にある喫茶店（ルノアール）で医療問題・医療経済学関連の本を読んでいました．昼休みには，患者の急変がない限り，同じ喫茶店で，英語雑誌（Newsweek や New England Journal of Medicine 等）を読むか，昼寝をしていました．この習慣は2004年4月に代々木病院での診療を終了するまで続けていました．

当時も今も，大学所属の医師・研究者と違い，在野の医師が社会や学会で研究者として認められるただ1つの道は，高水準の学会発表や研究論文を発信し続けることでした．俵万智さん流に言えば，「書くことが生きること」でした（『サラダ記念日』河出書房新社，1987のあとがきの最後の一節「うたうことが生きることだから」）．私が1985年に大学教授になった後も，比較的多くの論文や本を発表し続けているのは，病院勤務医時代に刷り込まれたこの「強

迫観念」のためです．

川上武先生と上田敏先生から受けた「寺子屋教育」

ただし，すべての技法を独力で身につけたわけでは決してありません．第4章で詳述したように，私は，幸いなことに，医学部卒業直後から，医療問題・社会科学の勉強と研究については川上武先生，リハビリテーション医学の勉強と研究については上田敏先生という，両分野の最高峰の先生から，継続的に個人指導を受けることができました．

両先生からは，研究者としての心構えと問題意識の持ち方，実践的でしかも学問的にも意味がある研究テーマの探し方，さまざまな知的生産の技術（特に論文の書き方の基本）を，いわば「寺子屋」的に教えられました．病院勤務医時代に書いたほとんどすべての論文は，草稿段階で両先生のどちらかから厳しい添削指導を受けました．

これらを通して，すでに病院勤務医時代から，研究者としての心構えと研究スタイルがいつのまにか身につきました．そのためもあり，よく同僚医師やリハビリテーション医学の研究仲間に「二木先生は楽しみながら研究をしている」，「勉強や研究を趣味にしている」と羨ましがられました．

（2）研究者としての3つのプロ意識

このように，私も，病院勤務医時代には，資料の整理法（広くは知的生産の技術）や研究をするための研究スタイルを身につけるために，相当な努力をしましたが，現在では，それらは完全に生活化または「趣味」化しており，「努力」しているという意識は皆無です．夏目漱石が喝破したように，「科学者哲学者もしくは芸術家は……道楽的職業」と思います（『私の個人主義』講談社学術文庫所収，「道楽と職業」）．

私はよく人から「研究者としての強いプロ意識を感じる」と言われますが，自分ではあまり意識していません．強いて資料整理に引き寄せて言えば，以下の3つのプロ意識を持っています．

何よりも事実に忠実

　第1は，何よりも事実に忠実なことです．少し気障ですが，研究者の使命（ミッション）は事実と真実の探求だと信じています．このことと密接に関連する私の2つのモットーがあります．1つは，自分の知らないことについては発言しない，分からないことは正直に分からないと言う「知的正直」です．もう1つは，事実に関して少しでもあいまいな点があれば，必ず原典・元資料に当たること，当てずっぽうの文章や文献・図表の孫引きは絶対にしないことです．ましてや無断引用は研究者失格です．これらの諸点は，特に大学院生や若い研究者にいつも強調しています．

　私は1972年卒業の学生運動世代であり，当時抱いた社会変革の「志」を持ち続けています．私の好きな箴言の1つは，シラーの「青春の夢に忠実であれ」です．そのために，単に事実・情報をたくさん収集するだけでなく，それらを批判精神をもって分析するようにしています．特に，政府や政府系の研究者の主張に，明らかな誤りや，意図的な情報操作があることを発見した場合には，論文や講演等でそれを学問的に明らかにするように努めています．例えば，「わが国の高齢者ケア費用——神話と真実」では，高齢者ケア費用に関して厚生労働省サイド等から流される5つの代表的な「神話」を個別に検討し，それらがいずれも事実に反することを示しました（拙著『21世紀初頭の医療と介護』勁草書房，2001に収録）．

　他面私は事実を軽視した単なるイデオロギー的批判は行わず，「政策的意味合いが明確な実証的研究」と現実の政策を複眼的に評価・予測する「時論（評論）」との「二本立」の研究をモットーにしています．

　なお，上述したシラーの「青春の夢に忠実であれ」はわが国では非常にポピュラーな名言ですが，江坂哲也氏（日本福祉大学教授．シラー研究者）によれば，シラーがそう書いたことはなく，それに近い言葉は，シラーの代表的戯曲「ドン・カルロス」の第4幕21場のポーサ侯爵の次の台詞だそうです．「なにとぞ［カルロス］殿下に，青春の夢を尊ぶ心をお捨て遊ばさぬよう，仰ってくださいませ」（佐藤通次訳，岩波文庫，204頁）．江坂氏によると，こ

の言葉が「コンテキストから切り離され、さらに日本語に意訳され、『青春の夢に忠実であれ』と、一般化されすぎている」とのことです．

事実そのものとその解釈、自己の価値判断とを峻別して論じる

　第2は、事実そのものとその解釈、自己の価値判断とを峻別して論じることです．このことは、第4章の2（私の研究の3つの心構え・スタンス）で詳しく述べたので、そこで書かなかったことを簡単に述べます．

　私のような「少数派（左派）」の価値判断・信念を有している研究者は、事実とその解釈、自己の価値判断とを混同すると、学会やジャーナリズムから相手にされず、社会的に抹殺されかねません．逆に、これらを峻別しているからこそ、私の実証研究や時論は、研究者だけでなく、厚生労働省、医師会等の医療団体およびジャーナリズムからも広く注目されているのだと思います．ある政府系研究機関の有力研究者からは、「二木さんの現状認識は100％正しいが、改革方針が違う」とほめられた（？）こともあります．

研究者の仕事は研究論文・研究書を書き続けること

　第3は、研究者の仕事はなによりも研究論文・研究書を書き続けることであり、資料の収集や整理はそのための手段にすぎないことです．その研究は、最低限自分自身が納得できるものであることが必要であり、できれば「世のため、人のため」および学問の発展のために役立つものであることが望ましいと思います．医学や自然科学分野では、研究業績は研究論文で評価されますが、社会科学分野では、一部の例外を除いて、論文は本（単著）を出版するための1ステップだと私は考えています．

　そのために私は、雑誌論文を書くときはいつも、後日それを本（論文集）に収録することを念頭に置いて書いています．逆に、将来本に収録できないような啓蒙的論文やすでに書いた論文の焼き直し的な論文は、依頼があっても可能な限りお断りしています．このような効率的な本づくりの手法は、川上武先生から学びました．

それに対して，大学教員の中には，手段（特に情報収集）を目的と取り違えて，「お勉強」ばかりして研究発表をおろそかにしている方もいますが，私は，研究発表をしない大学教員（ニーチェ流に言えば「教養ある俗物」）は研究者とは呼びません．ちなみに，日本よりもはるかに競争の激しいアメリカの大学の研究者の間では，「出版か死か」（Publish or perish）という表現が慣用句になっています．

(3) 私の美学——「忙しい」とは絶対に言わない

私の研究者というより社会人としての美学（こだわり）は，「忙しい」とは絶対に言わないこと，および職場で依頼されたことは原則として断らないことです．この美学は，客観的には今よりもはるかに忙しかった病院勤務医時代から守っています．ただし，無条件に引き受けているのは給料をもらっている職場での依頼であり，職場外からの依頼（講演依頼等）は，取捨選択して引き受けています．

ましてや，一般の社会人（寅さん流に言えば「労働者諸君」）に比べてはるかに時間的に恵まれている研究者（少なくとも文科系の大学教員で重要な役職に就いていない人）が「忙しい（から研究ができない）」と言い訳するのは，私には自己の怠惰または無能の証明に見えます．阿部謹也氏（一橋大学元学長．故人）も，「学者は忙しいと思った瞬間ダメになる」と喝破しています（「朝日新聞」1999年12月17日夕刊）．野村克也現楽天イーグルス監督の言葉を借りると，「言い訳は進歩の敵」です（『勝者の資格』ニッポン放送，1995，99頁）．

私は，1999年度から4年間（2期）日本福祉大学大学院社会福祉学研究科長を続け，2003年度から2年間（1期）社会福祉学部長を務め，2005年度からは大学院委員長となっています．また，2003年度に文部科学省の21世紀COEプログラムに採択された日本福祉大学の研究プロジェクト「福祉社会開発の政策科学形成へのアジア的拠点」の拠点リーダーにもなっています（任期5年）．そのために，各種の会議・行事への出席義務や管理業務が多く，一般の教員に比べれば相対的に「忙しい」のは事実です．

しかし，それでも平均すれば大学に出校するのは講義期間中でも週3日プラスアルファであり，夏休みも8月はほぼ丸1カ月休めます．そのために，自己管理をきちんと行えば，研究・勉強時間は相当確保できます．ただ正直に言えば，最近は，管理業務に適応した新しい自己管理法はまだ身についておらず，以前のような実証研究はできていません．

（4） 教育者としてのプロ意識
　　　——自信作は大学院生のための論文の書き方等の文献リスト

「プロ意識」という点では，私は，「研究者としてのプロ意識」よりも，「教育者としてのプロ意識」をより強くもっています．2003年4月に社会福祉学部長に就任したときに発表した「学部長マニフェスト」でも，「教育は教員の第一の本分」と言い切り，「『教育重視』『学生第一』を私の学部運営・改革のモットーに」すると宣言しました．

ただし，私は「熱血先生（金八先生）」ではなく，しかも医療経済学を専攻しているため，「教育効率」（教員の努力・負担対効果）を重視しています．そのために，各種の「手引き」や「講義資料集」を作成し，学生・院生が見通しをもって勉強し，実力をつけて卒業（修了）できることを目指しています．

「手引き」の自信作は，「大学院『入院』生のための論文の書き方・研究方法論等の私的推薦図書（文献リスト）」と「（社会福祉学部）二木ゼミ・愛の教育手帳」の2つで，ともに毎年更新・改善しています．ちなみに，大学院へ入ることは「入院」すると言います（もちろんこれはジョークです．妹尾堅一郎『研究計画書の考え方』ダイヤモンド社，1999，55頁）．

大学院生向けの「私的推薦図書」は，毎年，入学式後の大学院合同オリエンテーション時に新「入院」生全員に配布するとともに，全教員にも配布しています．これの最新版（2006年度版，第8版）には，①文章・論文の書き方，②読書法，③勉強・研究方法論，④プリゼンテーション・学会発表とディベイトの技法等，⑤研究・研究者の心構え，⑥社会調査の入門書・副読本，⑦英語力をつけるための本・雑誌の7分野別に，合計172冊の図書を，私の簡

5 資料整理の技法に興味を持った動機と私のプロ意識

単なコメント付きで紹介しています（本書の最後に「付録」として掲載）. あわせて毎年これを用いて, 大学院の「統一導入講義」を行っています.

ただし, 新入院生が, 研究方法論本「オタク」にならないように, この文献リストの冒頭では, 以下のように警告しています.「論文の書き方や調査法には『基本的ルール』があるが, 読書法や研究法は研究者や分野によりかなり違うので, 自分のフィーリングにあう本を選んで読み,『自分のスタイル』を身につけること. ただし, この種の本は各分野1〜2冊読めば十分, 沢山読み過ぎないこと. それよりも, 自己の研究テーマ関連の優れた本・論文を精読し, 論文の書き方や研究方法を『盗む』のが一石二鳥」.

手前味噌ですが, この分野でこれほど包括的な文献リストは, 全国的に見てもないようで, 大学院生だけでなく, 日本福祉大学および他大学の教員からも大変好評です. 最近は, 他の教員から私が知らなかった本を教えてもらい, 毎年, 新版作成時に補足しています.

学部ゼミ生用の「愛の教育手帳」の最新版（2006年度版, 第8版）には, 2年間のゼミのスケジュール（ほとんど日付入り）, 各種レポート指示（3年次に7回提出）,「読みやすく分かりやすいレポートを書くため」の手引, 各種の参考文献, 卒業論文草稿執筆の指示（やはり7回提出）,「内容・形式とも高水準の卒業論文を書くための留意点」, 私のプロフィル（コラム10参照）等, ゼミ生に必要なほとんどすべての情報・指示を掲載しています. これは大学事務局に依頼して大量に印刷し, 毎年, ゼミ生だけでなく, 私の所属する社会福祉学部の全教員にも配布しています.

一般には卒業論文は4年次の12月〜1月に提出することが多いと思いますが, 私のゼミでは4年の夏休み中に仕上げ, 後期のゼミは社会福祉士国家試験の受験勉強に充てています. そのためもあり, 私のゼミ生の社会福祉士国家試験合格率は過去5年平均で9割を超えています（全国平均合格率は約3割, 日本福祉大学社会福祉学部卒業生の合格率は約6割）.

おわりに
——資料整理の苦手な社会人や若い研究者への3つのアドバイス

　本章では，35年間の経験に基づいて，私の資料整理の技法について，可能な限り具体的に紹介しました．ただし，本章で書いたのは，ベテラン研究者の枠内でも「より進んだ」やり方であり，一般の社会人や若い研究者は，そのままではほとんど使えないと思います．それよりも，私の技法を作り上げるプロセスと私のプロ意識を参考にして，自分なりの技法を確立していただきたいと願っています．

　最後に，資料整理の必要性は理解しているが，それが苦手な一般の社会人や若い研究者に多少でも役に立つことを願って，3つのアドバイスをして本章を終わります．

　第1に，自分の身の丈にあった，無理なく実行できる技法を励行することです．私自身の経験と大学院での教育経験に基づくと，資料整理の技法，広くは知的生産の技術に普遍的なものはありません．最適な方法は，個々人の性格・嗜好や能力，物理的・経済的条件，管理すべき資料の量と質等によって相当異なります．その上，同一人物でも，最適な方法は同じではなく，年齢や経験・実績を積み重ねるとともに変わってきます．そのために，私のものを含めて，その道の「達人」の技法をそのまままねるのは有害無益であり，自分に適した（できる）方法を選んでコツコツ継続することが一番大切です．どんなやり方でも，各人にあったものを生活の一部になるまで継続すると，効率は非常に向上します．この点で，文字通り「継続は力」（経済学的に言えば，収穫逓増）です．

　野口悠紀雄氏は「整理法の一般理論」，「情報管理についての科学の確立」を主張されていますが，それは幻想です（『超整理法』131，151頁）．実は，私自身も大学教授になる前から，いずれは梅棹忠夫『知的生産の技術』を超える本を書きたいと思い，そのために自分が開発したノウハウやアイデアをカードに書き貯めており，日本福祉大学に赴任後しばらくの間は，大学院演習

（「社会福祉研究方法論」等）で，Ｂ６判カードの使い方等，自分が「一般理論」だと信じる技法を学生に教えていました．しかし，それをそのまま実行する（できる）院生はほとんどいませんでした．

　この経験を通して，私のやり方が進化すればするほど普遍性がなくなるという逆説，具体的には技法が特殊化し，自分と同じ嗜好でしかも同じレベルの研究者でないとまねできなくなることに気づきました．ヘーゲル流に言えば，「進歩は退歩」なのです．そのために，最近は，大学院の演習等では，私の技法はそのまままねできないから，各自，自分にあった方法を探すように繰り返し強調するようにしています．

　第２に，狭義の資料整理と言える資料の保存はあくまで手段であり，大事なのは資料の内容の概略を記憶し，どんどん利用・発信することです．そして，もっとも手軽にできる情報の記憶と利用・発信は，自分が面白いと思う情報を得たら，すぐに友人・同僚等に教えることです．人に話すことによって，その情報の理解と記憶が進みますし，相手からも感謝され，逆に相手から別の大切な情報をもらうこともできます．そもそも，人に教えようと思うと，いつもよりはその情報をより深く理解しようとするので，記憶が強化され，一石二鳥です．

　第３に，私が一番効率的（時間がかからない割に効果が大きい）と推奨したい情報管理は，手紙（電子メール）をこまめに書くとともに，それのコピーを対応する相手の手紙とセットでファイルし，適宜読み返すことです．書くという行為は，自分の頭を整理し，記憶を強化する一番有用な方法です．電子メールで書く場合にも，必ず紙媒体でも保存すべきです．

　これら第２・第３の方法により，自己の「知的ネットワーク」を広げ，深めることができます．そして，一般の社会人にとっても，研究者にとっても，最大の財産は相互信頼に基づいた豊かな人間関係です．

【コラム 8】 私の英語勉強法

　私の英語勉強法については第4・5章で随時触れましたが，ここでそこでは詳しく触れられなかったことを中心に，簡単なまとめを行います．月並みですが，キーワードは「継続は力」です．

1　英語論文の速読

　研究者になるための英語の勉強でもっとも重要なことは，会話ではなく，英文読解力，特に速読法を身につけることです．私は代々木病院勤務医時代に，次の4つの方法で，（医学）英語論文の速読法を身につけました．

　第1は，代々木病院勤務医時代も継続的に参加していた東大病院リハビリテーション部医局勉強会（週1回夜開催）で，アメリカ物理医学・リハビリテーション医学会の機関誌（Archeives of Physical Medicine and Rehabilitation. 月刊）やリハビリテーション関連の専門書の輪読を行ったことです．

　この勉強会では，上田敏先生から，以下のような「上田式医学論文速読法」を教えていただきました．まず論文の最初の要旨と最後の結論の部分を読む．それでつまらなかったら，それ以上読むのを止める．面白かったら，本文は読まずに，図表をじっくり読み，それからどのような結論が得られるかを自分の頭（論理）で考える．その上で，自分が考えた結論と著者の結論とを比べる．もし両者が違う場合は，本文のうちそれぞれの図表について説明してある部分のみを読む．先生は，その理由として，医学論文でオリジナルなのは図表であり，本文のみをずっと読んでいくと，著者の論理をなぞるだけで終わってしまうと指摘されていました（1974年6月4日の「日記カード」から）．これは医学論文や英語論文に限らず，実証研究論文一般の速読法として非常に有効であり，今でも励行しています．ただし，この方法には「適用限界」があり，社会科学分野の理論研究論文（図表はほとんどない）では使えません．

　第2は，代々木病院医局での，The New England Journal of Medicine（世界最高峰の臨床医学雑誌．週刊）に毎号掲載されるマサチューセッツ総合病院のCPC（臨床病理検討会）記録の勉強会です．これは，私が医師研修委員長だったときに，主として研修医・若手医師を対象にして始め，週1回，勤務時間が始まる前の早朝1時間行いました．

　この英文は叙述パターンが決まっているので速読のトレーニングには最適で，私

はこれで，アイスパン（読視野）を広げて横書きの英文を「縦に読む」速読テクニック（松本道弘『速読の英語』プレジデント社，1980．改訂新版，1997）を身につける練習をしました．

　第3は，リハビリテーション医学の臨床研究論文（特に博士論文）を執筆するときに，医学中央雑誌を用いて日本語の先行研究を探すだけでなく，Medline（医学分野の世界最大の文献データベース）を用いて英語論文も徹底的に検索し，それらを速読したことです．現在と違い，当時はMedlineは紙媒体（分厚い索引誌）しかなく，それからキーワードを手がかりにして自分の研究に関係していそうな論文を1つ1つ拾い出しました．私はこれを徹底的に行ったので，津山直一先生（東大病院リハビリテーション部部長）から"bibliographer"（文献魔）という称号（皮肉？）をいただきました．

　第4は，「臨床医脱出5か年計画」に基づいて，1978年から定期購読を始めた英語週刊雑誌Newsweekを毎週，通読・速読したことです．これはほとんどの場合，昼休みに，代々木病院の隣にある喫茶店（ルノアール）で行いました．具体的には，まず最初の頁から最後の頁まで，見出しとリード，および写真や図表を流し読みした上で，面白そうな記事をいくつか選んで本文を読みました．

2　英語論文の抄訳づくり

　医学論文に限らず，英語論文の読解力をつける一番良い方法は，良い論文の抄訳をすることです．それにより，論文を読み流すだけでは見落としがちな，その論文の新しさと弱点（特に後者）に気づくことができます．私は，最初は，上田先生の添削を受けながら，『総合リハビリテーション』にリハビリテーション医学論文の抄録を投稿しました．

　1985年に日本福祉大学教授になってからは，医療政策や医療経済学の英語論文を大量に読むようになったため，それの抄録を『病院』（医学書院．月刊）の「海外医療情報」欄と『けんぽれん海外情報』（健康保険組合連合会．季刊）に掲載しました．前者は私が同誌編集部に提案して新設してもらったコーナーで，1985年から1994年までちょうど10年間続けました．その後は私の怠慢もあり中断していましたが，2005年から再開しました．これには，「二木立の医療経済・政策学関連ニューズレター」に掲載した文献抄訳（私のコメント付き）の一部を載せています．「けんぽれん海外情報」は1987年に創刊され現在も継続しているユニークな海外医療情報誌で

コラム 8

すが，最初は書き手がほとんどおらず，最初の6号はほとんど私1人が書いていました．

このような抄訳づくりを長期間継続することにより，英語の読解力が向上しただけでなく，医療経済・政策学関連の最新の文献情報を幅広く得ることができ，私はこの分野の「文献通」になりました．

3　国際学会での英語での研究発表

私が国際学会で最初に英語で研究発表したのは，代々木病院勤務医だった1980年（34歳時）です．スウェーデンで開かれた国際リハビリテーション医学会（IRMA）で，演題名は「脳卒中リハビリテーション患者の予後（outcome）予測」でした．その後も代々木病院を退職するまで5年連続で，なんらかの国際学会や研究会で発表しました．

それを通して，国際学会での英語での発表のテクニックで一番重要なことは，用意した原稿を流暢に読み上げることではなく，その後出された質問に的確に答えることだと気づきました．内容が優れているか否かで決まる論文の評価と異なり，学会発表時の評価（参加者に与える印象）はこれで決まると言っても過言ではありません．上田先生からは，学会発表の準備で一番大事なことは「想定問答集」を事前に大量につくることだと教えられ，毎回それを実行しました．具体的には，自分の研究の弱点や補足，弁解，あるいは自分の研究の「売り」についてのQ&Aを最低10個（できるだけ20個以上）つくりました．これを用意しておけば，自信と度胸がつき，発表後の質問に対して「あがる」ことはかなり予防できました．

4　「英単語帳」の作成

英文読解力を身につける上で，不可欠なのは語彙（vocabulary）を増やすことです．それには，英文をたくさん読むだけでなく，手製の「英単語帳」をつくるのが有効だと思います．

私はアメリカ留学前年の1991年から「英単語帳」を作り始めました．その情報源は3つあります．1つは，当時英語のリスニングの練習のためにみていたNHK衛星放送の英語ニュース（CNNとBBC）でキャッチした面白い（気になる）表現や単語を，すぐに辞書で確認した上で記載しました．2番目は，定期購読していたNewsweek（現在はThe Economist）を速読した後に，面白い表現や新しく知った単

語を，記載しました．3番目は，映画館で洋画を観るときには，必ずメモ用紙と小型英和辞典を携帯し，面白い「生きた」会話や言い回しをキャッチした時に，暗がりでそれをメモし，映画が終わったらすぐ辞書で確認し，単語帳に記載しました．

英語単語帳としては，能率手帳小型判の「補充ノート」（別売．1冊31頁）を用い，それを全ページ半分に折って左側に英語表現・単語を，右側に日本語訳を書いています．その際，それらを「採取」した年月日，情報源，それらが使われた文脈も簡潔に（一言で）書いています．この作業は現在も続けており，2006年9月現在単語帳は30冊目です．

この単語帳は，手帳の後ろに挟んでいつも持ち歩いており，ちょっとした「空き時間」を見つけては，なんども読み返し，記憶するようにしています．つまらない会議の時に，手帳に挟んだまま，この単語帳を広げて読むこともあります．このやり方は，他の人からは手帳をチェックしているようにしか見えないため，参加者が少人数でふつうの「内職」が困難な会議でも，とがめられずに実行できます．

5　経済学研究者と一緒にフュックスの本を共訳

研究者としての深い英語読解力を身につけるためには速読だけでなく，精読も不可欠です．この能力を身につける一番良い方法は優れた研究書や英語論文を全訳することです．2で紹介した論文抄訳では，自分が理解できなかった部分を飛ばすこともできますが，全訳ではそうはいかず，分からない箇所はトコトン調べなければならないからです．

私にとって一番勉強になったのは，江見康一先生（一橋大学名誉教授）の指導を受けながら，世界最高峰の医療経済学者フュックス教授の以下の2冊の本を，共訳したことです．

『保健医療の経済学』（江見康一・田中滋・二木立訳．勁草書房，1990），『保健医療政策の将来』（江見康一・二木立・権丈善一訳．勁草書房，1995）．

この作業を通して，それまでは知らなかった経済学独特の訳語や言い回しを知ることができ，語彙の幅が広がりました．ただし，全訳はたいへんな時間とエネルギーを使うので，数回体験すれば十分と思います．

【コラム9】 私の The Economist チェックの手順

　私は「幅広い教養と一歩進んだ英語読解力」を身につけるために，The Economist を定期購読し，毎号全体に目を通しています．その手順は以下の通りです．これは，将来大学教授になることを目指している大学院生やシンクタンク勤務の若手研究員のためにまとめたものです．

① 雑誌の表紙を眺めて，その号の特集記事の内容をイメージする．

② 表紙の次の頁の目次欄（2頁．裏表）の主要記事のサワリ（リード）を読む．適宜赤線を引くとともに，分からない英単語・英語表現で大事そうなものは辞書を引き，訳語を書き込む（③～⑤でも同じ）．

③ 目次欄の次の頁の "The world this week" 欄の左側の "Politics"（1頁．本文の主要記事の要旨にもなっている）の記事を読む．右側の "Business" は，個別企業の動向なので，私には不要．

④ それから，各記事の見出しと小見出しを，最初から最後まで順番に読む．その際，記事中の絵・写真・図表と自分の知識を手がかりにしながら，内容を想像する．逆に，図表から面白そうなことが書いてあると気付くこともある．面白そうな記事（私自身または私の友人にとって）は，見出しを赤線で囲むとともに，付箋を貼っておく．なお，"Economic focus" 欄には，知的刺激を喚起するような経済学等の最新研究が紹介されるので，見落とさないように注意する．

⑤ その後，もう一度，最初から各記事の頁をくり，付箋を付けていた記事中心に，本文を拾い読みする．その際，内容上面白い部分だけでなく，キーワードになっている英単語や英語表現で参考になる個所（定冠詞・不定冠詞，前置詞の使い方等も含む）に適宜赤線，赤丸を付けるとともに，その場で，その英単語・英語表現を何度も小さい声で「音読」する．ただし，見出しを読んだ段階で面白そうと思った記事でも，本文を読み始めてつまらないと感じたら，すぐに読むのを止める．

⑥ 自分の研究に役立つ記事（例：英米の医療・社会保障改革）は，破るかコピーして，文献ファイル（今年分は「英語［論文］雑'06」）に入れる．私の友人の参考になりそうな記事は，その旨電子メール等で知らせる（大学の同僚の場合は，コピーを教員のポストに入れておく）．

⑦ 時間的精神的に余裕がある場合には，面白い英単語や英語表現を「英単語帳」に転記する．その場合には，その単語・表現が使われていた文脈もごく簡単に書いておく（単語は黒字で，文脈は青字で）．その単語帳をいつも手帳に挟んでおき，

適宜，ちょっとした空き時間に眺める．

○私の場合，所要時間は，①〜④で約1時間，⑤で約1時間の合計約2時間です．
○最低限①〜④は，毎号励行するように努力しています．新しい雑誌が来たら，古い雑誌のチェックが途中であっても，新しい雑誌のチェックに切り換えます．雑誌は念のために，1年間保存しておき，年末にまとめて廃棄しますが，⑥を励行していれば，後で見直すことはほとんどありません．
○チェックは，講義期間中は，主として通勤の車中で行います．片道1時間なので，1往復でできます．当初は車中での英文のチェックは目が疲れて困難だったのですが，続けているうちに自然に出来るようになりました．
○そのためもあり，私は携帯サイズの英和辞典をいつも持ち歩いています．現在使っているのは『エクシード英和辞典［第2版］』（三省堂，2004，1900円）で，これを選んだ理由は収録項目数が12万6千項目と類書を圧倒しているからです．
○英文速読の心構え&テクニックを学ぶ本としては，松本道弘『［改定新版］速読の英語』（プレジデント社，1997）がお薦めです．

【コラム10】 二木立氏のプロフィル（2006年度版 ver 16.2）

* 生活スタイル：①早寝早起き（就寝 8～10pm，起床 4～7am．その日の気分・疲れで不定）．
　　　　　　　②研究と教育との時間的・空間的分離（研究は自宅で，教育は大学で）．
　※自宅への10時過ぎの電話は厳禁！：緊急時以外は，電話ではなく，メールで連絡のこと．
* 大学内の仕事：大学院委員長と文部科学省21世紀COEプログラム拠点リーダー．
* 大学外の仕事：日本医師会病院委員会委員，日本学術会議連携会員．
* 性格（自己評価）：①セッカチ（「くよくよしたことはないが，いつもイライラしている」），②裏表がない（二木立＝「名は体をあらわす」：左右対称），③見かけはキツイが，実は意外に気が弱い（と言って，いつも人に笑われる）．
* 同他己評価：①人柄が悪い，②即物的，③人の気持ちが分からない（と人に言われる）．
* 嫌いなもの：①言い訳，②愚痴，③迷信（特に大嫌いなのは「血液型人間学」）．
* 生活　①「航海は必要だが，生活は必要でない」，「生活の臭いを感じさせない」，
　信条　②「有言実行」，「男の勝負に言い訳はいらない」，「言い訳は進歩の敵」，
　　　　③「強くなくては生きていけない，優しくなくては生きる価値がない」の前半，「優しい男というのは，裏を返せば優柔不断なだけだ」．
* 教育　①人権・人間の尊厳は平等だが能力は不平等（の人間観に立って，各人の能
　信条　　力を最大限伸ばす，特にレポートの添削指導を徹底），
　　　　②来る者拒まず去る者追わず（ベタベタした付き合いはしない），
　　　　※ただし，誘われたコンパ（一次会）は（パトロンとして？）「皆出席」．
　　　　③形式第一，内容第二（規律には厳しいが，思想や私生活には干渉しない）．
　※宣伝：学部ゼミ生の社会福祉士・精神保健福祉士試験合格率は全国トップクラス．**過去5年の平均合格率92%（66/72），2002，2003年卒は2年連続全員合格．**
* 研究　①「情熱のみが理性を鋭くする」，「青春の夢に誠実であれ」，
　信条　②「書くことも戦いだ」，「継続こそ力」，
　　　　③「政策的意味合いが明確な実証的研究」，「論より実証」．
* 現在の研究テーマ：①保健・医療・福祉複合体の研究（含・日韓比較研究）．

②21世紀初頭の医療改革と介護保険制度改革の批判，予測と提言．
　※宣伝：本学赴任の1985年度以降20年間，毎年または隔年に1冊著書（単著）出版．
＊特技：日商ワープロ技能検定試験2級（入力スピード10分間650字）．「速飯……．」
＊趣味：①最新の劇場映画…「おたく」になるので，ビデオ映画は絶対に観ない．
　　　※　2005年の映画私選ベスト2．
　　　　邦画：①パッチギ！，②蝉しぐれ．
　　　　洋画：①愛についてのキンゼイ・レポート，②コープスブライド．
　　②趣味の読書…推理小説，社会のトレンドもの，自然科学もの．
　　　※　2005年の推理小説私選ベスト2：①『震度0』，②『容疑者Xの献身』．
＊愛読紙：読む順に，①朝日，②赤旗，③日経，④毎日，⑤読売，⑥中日．①～③は定期購読，④～⑥は朝刊のみ喫茶店等で．新聞は最大の情報源．

(2006.8.30補訂)

これは，学部ゼミ生に配布している「二木ゼミ・愛の教育手帳」に掲載している自己紹介の最新版です（毎年更新・167頁参照）．

（毎年の日本福祉大学大学院合同オリエンテーションで「おみやげ」として配布）

【付　録】大学院「入院」生のための論文の書き方・研究方法論等の私的推薦図書（2006年度版，ver 8.2）

二木立（日本福祉大学大学院委員長）

「文科系」向きの概説書・入門書・教養書を示したが，専門書・研究書も一部掲載した（計172冊）．テーマごとに，原則として，発行年が新しい順に示したが，複数のテーマにまたがる本も少なくない（特に，文章の書き方と論文の書き方，論文の書き方と研究方法論）．

原著と文庫本があるものは，入手しやすさを考慮して，確認できた限り，文庫本を示した（カッコ内に原著記載）．

…以下は私のコメント，ゴチックは私のお勧め本．

注意・警告：

文章・論文の書き方や調査法には「基本的ルール」があるが，読書法や研究法は研究者や分野によりかなり違うので，自分のフィーリングにあう本を選んで読み，「自分のスタイル」を身につけること．ただし，この種の本は各分野1～2冊読めば十分，沢山読み過ぎないこと．それよりも，**自己の研究テーマ関連の優れた本・論文を精読し，論文の書き方や研究方法を「盗む」のが一石二鳥．**

0．超必読書

妹尾堅一郎『研究計画書の考え方──大学院を目指す人のために』ダイヤモンド社，1999．

…本書は単なる大学院受験参考書ではない！入学後も「修論計画書」を推敲するための指針書．「入試前より『入院』後に読まれ……数校の先生も『入院後の治療』向けで推薦した」（著者より）

1．文章・論文の書き方（44冊）

〈文章の書き方の入門書・基本図書（学部レベル．文章の書き方に自信のない院生も読むこと）〉

樋口裕一『できる人の書き方──嫌われる人の悪文』ビジネス社，2005．…ビジ

ネスマンに，文章を書く心構えとコツを伝授．最長60文字の目安，「語彙」ではなく「論理」，人の文章を添削等．

樋口裕一『ホンモノの文章力——自分を売り込む技術』集英社新書，2000．…文章とは自己演出だ．自己推薦書の書き方（第3章）は，就職活動時必読．

高橋昭男『大切なことは60字で書ける』新潮新書，2005．…情報やメッセージを短い文で分かりやすく書くための技術を伝授．第12講の「正確な言葉より適切な言葉」は秀逸．例文が豊富．

清水義範『大人のための文章教室』講談社現代新書，2004．…一般の大人のために文章をうまく書くためのコツや裏技を指南．第7講近寄ってはいけない文章（学者の論文が筆頭！）は痛い！

藤沢晃治『「分かりやすい文章」の技術——読み手を説得する18のテクニック』講談社ブルーバックス，2004．…分かりにくい文とその改善法の実例が豊富．要点を先に書くことが最重要．

山田ズーニー『伝わる・揺さぶる！文章を書く』PHP新書，2001．…小論文指導のプロが，「書くことは考えること」の視点から考えるための方法を提案．

宮部修『文章をダメにする3つの条件』丸善ライブラリー，2000．…ダメな文章とは，①事実や印象の羅列，②理屈攻め，③一般論．豊富な実例を用いて，文章の基本の基本を丁寧に説明．

〈文章の書き方の中・上級書（学部高学年〜大学院レベル）〉

本多勝一『わかりやすい日本語の作文技術［大活字版］』オークラ出版，2003．…定評ある超厳密な指南書＝『日本語の作文技術』（朝日文庫，1982）の改訂版．句読点の打ち方の章は秀逸．

林望『文章の千本ノック——どうすれば品格のある日本語が書けるか』小学館，2002．…品格のある「エッセイ」（論理的な文章）を書くための「特別授業」．実際の添削事例と概評つき．

古郡廷治『文章添削トレーニング——8つの原則』ちくま新書，1999．…文章の書き方の原則を丁寧に解説．ポイントは短い文を書く（1文は80〜100字を超えない）．例文が豊富．

宇佐見寛『作文の論理——「わかる文章」の仕組み』東信堂，1998．…看護界の重鎮（南裕子日本看護協会会長等）の「悪文」を徹底的に批判・添削．看護系院生必読．ただし，超シツコイ．

付　録

高橋昭男『仕事文の書き方』岩波新書，1997．…事実と意見のみを伝える「仕事文」を書くノウハウ．

清水幾太郎『論文の書き方』岩波新書，1959．…この分野の超古典．「が」を使うなは，今でも新鮮．

〈論文の書き方の基本図書（学部レベル．論文の書き方に自信のない院生は1冊以上必読）〉

安藤喜久雄編『わかりやすい論文レポートの書き方［2版］』実業之日本社，2002．…長年の大学生指導の経験をまとめた，痒いところに手の届く卒論・ゼミ論の書き方．

樋口裕一『やさしい文章術——レポート・論文の書き方』中公新書ラクレ，2002．…よい意味で「マニュアル」に徹している．鍵は，「小論文の延長線上で書く」．

古郡廷治『論文・レポートのまとめ方』ちくま新書，1997．…論文の書き方を基本から徹底指導．

古郡廷治『論文・レポートの文章作法』有斐閣新書，1992．…教科書的本．東大『知の技法』推薦．

久田則夫『ノリさんの楽々レポート作成術——福祉系学生・職員のための論文レポート作成マニュアル』大揚社，1995．…論理的思考力と問題探求法を身につけるために書かれた総合マニュアル．

鷲田小弥太・廣瀬誠『論文・レポートはどう書くか』日本実業出版社，1994．

木下是雄『レポートの組み立て方』ちくま学芸文庫，1994（筑摩書房，1990）．…『理科系の作文技術』（後述）の文科系版．レポートに書くべきは，事実とその根拠を示した意見だけ等，明快・簡潔なレポートのコツを説く．

澤田昭夫『論文のレトリック』講談社学術文庫，1983．…かつての定番本．

澤田昭夫『論文の書き方』講談社学術文庫，1977．…同上．

〈論文の書き方の中・上級書（学部高学年～大学院レベル）〉

斉藤孝・西岡達裕『学術論文の技法　新訂版』日本エディタースクール，2005．…定評ある手引書（1977，1988，1998）の最新版．論文の注の書き方が詳しい（第5章）．

アメリカ心理学会（APA），江藤裕之・他訳『APA論文作成マニュアル』医学書院，2004．…学術論文の書き方の事実上の国際標準．超上級書だが，英語の

学術論文を書く院生や教員は必読.

江下雅之『レポートの作り方——情報収集からプレゼンテーションまで』中公新書,2003. …調査研究レポートを書くために「必要な基礎テクニック」を教科書的に広く浅く網羅.

小笠原喜康『インターネット完全活用編大学生のためのレポート・論文術』講談社現代新書,2003. …「インターネットだけを使ってレポートや論文をどこまで書けるかに挑戦」. 通信課程院生必読.

小笠原喜康『大学生のためのレポート・論文術』講談社現代新書,2002. …単なる入門書ではなく,卒論&修論作成のための「基礎の基礎」をていねいに説明. 特に,文献の引用・検索方法が充実.

鹿島茂『勝つための論文の書き方』文春新書,2003. …ハウツー本的書名だが,内容は高度. 文献研究予定者は必読.「良い」だけでなく「面白い」論文を書くための「問題の立て方」等を講義.

桜井雅夫『レポート・論文の書き方上級(改訂版)』慶応義塾大学出版会,2003. …文献の引用方法の紹介は「他に類を見ない」ほど詳細,実例も豊富.

戸田山和久『論文の教室——レポートから卒論まで』NHKブックス,2002. …卒論・修論を書くための35の「鉄則」を,読みやすく物語風に示す. アウトラインの作り方と論証の仕方が詳しい.

野口悠紀雄『「超」文章法——伝えたいことをどう書くか』中公新書,2002. …「論述文の成功はメッセージが」『ためになり,面白い』かどうかで決まる」. 良い意味で即物的で修論のチェックリストにもなる.

伊丹敬之『創造的論文の書き方』有斐閣,2001. …プロの論文を書くための研究のプロセスと心構え. テーマの決め方と仮説の育て方,付録が特に秀逸. 上級書で,教員にも有用.

山内史朗『ぎりぎり合格への論文マニュアル』平凡社新書,2001. …内容は高度&偏執的.

西山昭彦『知的仕事人のための論文の書き方』東洋経済,1999. …社会人大学院での研究論文の書き方のノウハウを,実体験に基づいて紹介.

鷲田小弥太『入門・論文の書き方』PHP新書,1999. …研究論文(修論)の書き方入門.

小河原誠『読み書きの技法』ちくま新書,1996. …著者は哲学者で,難解な論文

を書く人向き．

ウンベルト・エコ『論文作法——調査・研究・執筆の技術と手順』而立書房，1991．…同上．

木下是雄『理科系の作文技術』中公新書，1981．…文章の組み立て方，パラグラフの意味，はっきり言いきる姿勢，事実と意見の区別等，実証研究論文の最良の指導書．文科系の実証研究予定者も必読．

〈日本語の特性を理解しセンスを磨くための教養書〉

金谷武洋『日本語に主語はいらない——百年の謬論を正す』講談社選書メチエ，2002．…「英語・仏語と日本語の（文法の）根本的な違い」を詳述．専門書に近い．

斎藤美奈子『文章読本さん江』筑摩書房，2002．…文章読本の構図と歴史，代表作の批判．

高島俊男『漢字と日本人』文春新書，2001．…日本語の特性・宿命に敏感になる．

林望『日本語の磨き方』PHP新書，2000．…「ことばについての矜持と客観的意識」を持とう．

大野晋『日本語練習帳』岩波新書，1999．…日本語のセンスを磨くために．

三上章『象は鼻が長い』くろしお出版，1960．…元祖「日本語に主語はない」．ハとガが違うは新鮮．

2．読書法（関連）（11冊）

北村肇『新聞記事が「わかる」技術』講談社現代新書，2003．…硬派記者による，新聞をていねいに読んで「情報の達人」になる方法．直感を養うには「情報の蓄積」が必要．

小谷野敦『バカのための読書術』ちくま新書，2001．…「旧教養主義」の本，正論＆劇薬．

井上ひさし『本の運命』文春文庫，2000．…井上流本の読み方10箇条（第3章）は必読．

丸谷才一『思考のレッスン』文芸春秋，1999．…柔軟な思考・読書・文章術のヒント満載．

中谷彰宏『大人のスピード勉強法——時間がない人の66の具体例』ダイヤモンド社，1999．

斉藤英治『カンタンスラスラべんり速読術』日本実業出版社，1998.

日下公人『「逆」読書法——読まなくていい本を，読まずにすます方法』ごま書房，1997.

…上記3冊はビジネスマン向き実用書だが，効率的な読書・勉強のテクニックが豊富.

M・J・アドラー，C・V・ドーレン『本を読む本』講談社学術文庫，1997. …もっとも体系的な読書の技法書.読書には4レベルあり，中心は「分析読書」.文献研究予定者は必読.

立花隆『ぼくはこんな本を読んできた』文芸春秋，1995. …「実践に役立つ14カ条」(73～75頁).

呉智英『読書家の新技術』朝日文庫，1987. …第二部技術篇，特に「書評読みのテクニック」は有用.

内田義彦『読書と社会科学』岩波新書，1985. …「自前の概念装置」を獲得するための，社会科学の古典の精読の「心得」.「確信にあぐらをかくな」.歴史・理論研究予定者は必読.

3．勉強法・研究方法論（論理的思考法，情報収集・整理の技法，知的生産の技術等）（37冊）

内田和成『仮説思考――BCG流問題発見・解決の発想法』東洋経済，2006. …「情報が少ない段階から，常に問題の全体像や結論を考える」仮説思考は，ビジネスだけでなく研究でも不可欠.

三輪裕範『四〇歳からの勉強法』ちくま新書，2005. …時間に追われるビジネスマンに，①時間の作り方，②読書の仕方，③新聞・雑誌の読み方，④英語の勉強の仕方を伝授.社会人院生向き.

千野信浩『図書館を使い倒す！――ネットではできない資料探しの「技」と「コツ」』新潮新書，2005. …経済誌記者として身につけたノウハウと鉄則を開陳.「お薦め図書館ガイド」も充実.

井上真琴『図書館に訊け！』ちくま新書，2004. …カリスマ図書館員が働きながら覚えた，学術研究のための図書館利用テクニックを伝授.キーワードは3つの「訊く」.

和田秀樹『〈疑う力〉の習慣術』PHP新書，2004. …問題発見能力＝疑う力.自

分の価値判断基準も疑ってみる．ただし，「疑いすぎる」と泥沼に入る．「非常識」ではなく「脱常識」．

和田秀樹『大人のためのスキマ時間勉強法』PHP，2003．…10の基本原則は忙しい社会人院生向き．

宮内泰介『自分で調べる技術──市民のための調査入門』岩波アクティブ新書，2004．…行動派学者の情報収集・整理のノウハウ．フィールドワークと文献・資料調査を往復し，概念を作り出す．

松浦英輔『「挫折しない整理」の極意』新潮社新書，2004．…主としてモノの整理法の入門書．整理法の2原則（見えることと動かしやすいこと）は妥当．

妹尾堅一郎『知的情報の読み方』水曜社，2004．…下記『考える力をつける……』のポピュラー版．

妹尾堅一郎『考える力をつけるための「読む」技術──情報の解読と解釈』ダイヤモンド社，2002．…『研究計画書の考え方』の姉妹書．様々な媒体を用いて「情報の解読と解決」能力を身につける．

池上彰『池上彰の情報力』ダイヤモンド社，2004．…NHKキャスターの体験的情報収集・処理術．

日垣隆『情報の「目利き」になる！──メディア・リテラシーを高めるQ＆A』ちくま新書，2002．…高名なジャーナストのノウハウや体験を開陳．日垣氏のファン向き．「仮説力」にこだわる．

東郷雄二『独学の技術』ちくま新書，2002．…現代版『知的生産の技術』的，広く浅い．

東郷雄二『文科系必修研究生活術』夏目書房，2000…正統的＆実用的．研究テーマの選び方（第3章）と先行研究の批判検討（第7章）は秀逸．特に博士後期課程進学志望の院生は必読．昼間部院生向き．

岡本浩一『上達の法則──効率のよい努力を科学する』PHP新書，2002．…（認知）心理学をベースにした「中級者から上級者になる」方法論と「特訓法」．

苅谷剛彦『知的複眼思考法』講談社＋α文庫，2002（講談社，1996）．…東大での教育に基づく，一歩進んだ思考法．「批判的読書のコツ20のポイント」（第1章），問いの立て方（第3章）は特に有用．

斎藤孝『「できる人」はどこがちがうのか』ちくま新書，2001…特定の領域の上

達法ではなく，領域と領域の間を「またぎ越す」上達の普遍的論理＝まねる力，段取り力，コメント力の3つの力．

東谷暁『困ったときの情報整理』文春新書，2001．…気骨ある経済ジャーナリストの体験的・実践的知的生産の技術．第5章は優れた取材学．

福田和也『ひと月百冊読み，三百枚書く私の方法』PHP研究所，2001．…多作で有名な著者のモーレツな知的生産術．ポイントは「自分なりのスタイル」．

橋本治『「わからない」という方法』集英社新書，2001．…「わからないからやってみる」．

野口悠紀雄『「超」発想法』講談社，2000．…発想の5原則は重要．KJ法を批判．

野口悠紀雄『「超」勉強法実践編』講談社，1997．

野口悠紀雄『「超」勉強法』講談社，1995．…第1章の基本3原則（面白いことを勉強する，全体から理解する，基礎を8割理解したら応用に進む）は妥当だが，第2章以下の各論は大秀才向き．

野口悠紀雄『「超」整理法3——とりあえず捨てる技術』中公新書，1999．…副題の通り．

野口悠紀雄『続「超」整理法・時間編——タイムマネジメントの新技法』中公新書，1995．…同上．

野口悠紀雄『「超」整理法——情報検索と発想の新システム』中公新書，1993．
…時間軸を用いた整理法は新鮮・有用．ただし，「適用限界」がある．

松岡正剛『知の編集工学』朝日文庫，2001．…編集という窓からみた情報論～文化論．

バーバラ・ミント『新版考える技術・書く技術——問題解決能力を伸ばすピラミッド原則』ダイヤモンド社，1999．…ビジネスマン対象の論理的な思考・文章構成法．上級書．

辰巳渚『捨てる！技術』宝島新書，2000．…「暮らしの技術」だが，知的生産にもある程度応用可．立花隆氏による激しい批判も参照のこと（『文藝春秋』2000年12月号）．

西村晃『超図解奇跡の時間管理術』かんき出版，1998．…ビジネスマン向け「15分革命」．

小川明『観察力をつける』日本経済新聞社，1997．

立花隆『「知」のソフトウェア——情報のインプット＆アウトプット』講談社現代新書，1984．…準古典．

　高根正昭『創造の方法学』講談社現代新書，1979．…著者自身の米国での「普遍主義」的社会学研究体験に基づいて，具体的証拠に基づいて「理論と経験とをつなぐ」方法論を提唱．

　梅棹忠夫『知的生産の技術』岩波新書，1969．…この分野の「超」古典，今でも新鮮．

　川喜田二郎『発想法——創造性開発のために』中公新書，1967．…著者の案出したKJ法の原著．

　徳田和嘉子『東大生が教える！　超暗記術——基本から暗記のコツまで』ダイヤモンド社，2006．…「暗記はすべての学問のもと」．楽しく効率的で，しかも正統的な暗記の方法を公開．

　南博『記憶術——心理学が発見した20のルール』カッパブックス，1961．…40年以上重版の古典．特殊テクニックではなく，ルール1「記憶できるのだという自信をもつこと」等，基本に忠実．

4．プリゼンテーション・学会発表＆ディベイトの技法，会議司会の技術
　（14冊）

〈プリゼンテーション・学会発表の技法〉

　吉田たかよし『話は最初の一言で決めなさい——長い話じゃ人は聞かない』中経出版，2004．…スピーチのプロ（元アナウンサー）の技術を分かりやすく伝える．一言で伝える「要約力」．

　梶原しげる『口のきき方』新潮新書，2003．…社会人大学院に入学しカウンセラーにもなったアナウンサーの体験的「口のきき方」．核心は「よく聴く」技術＆日本語の語感に鋭くなる．

　高井伸夫『3分以内に話はまとめなさい——できる人と思われるために』かんき出版，2003．…簡潔で分かりやすい話し方の心構えとテクニック．批判する時の鍵は「建設的」．学会の発表・質疑にも有用．

　土井哲・他『プロフェッショナル・プリゼンテーション』東洋経済，2003．…ビジュアルなプリゼンテーション資料の作り方と発表の仕方のポイントを網羅．

　藤沢晃治『「分かりやすい説明」の技術』講談社ブルーバックス，2002．…ビジ

ネスマン向けの実用書だが，学会発表の技術（基礎編）としても有用．

諏訪邦夫『発表の技法——計画の立て方からパソコン利用まで』講談社ブルーバックス，1996．…第2章発表のハードウェア（日本語スライドは横15字縦8行以内等）は，パワーポイント使用者必読．

リチャード・ワーマン『理解の秘密——マジカル・インストラクション』NTT出版，1993．…ビジネスマン対象のコミュニケーション技法書．共同研究する者は必読（とのこと）．

〈ディベイトの技法，会議司会の技術〉

福澤一吉『議論のレッスン』NHK出版（生活人新書），2002．…10年間のゼミ指導に基づく，口頭＆読み書きレベルでの「議論のルール」．根拠・論拠を示し，許される範囲の「飛躍」をする．

谷沢永一『論争必勝法』PHP研究所，2002．…本文はオタク的自慢話だが，巻末の「論争に必ず勝つ方法18章」は有用．特に，最後の「[坂本]龍馬は議論しない」（司馬遼太郎）は秀逸．

松本茂『頭を鍛えるディベート入門』講談社ブルーバックス，1996．…正統的かつ丁寧なディベート入門書．第3章論理的な話し方とは，学会発表の準備にも有用．

香西秀信『反論の技術——その意義と訓練方法』明治図書，1995．…意見を述べるとは反論すること．

ゲーリー・スペンス『議論に絶対負けない方法』三笠書房，1996．

北岡俊明『ディベート能力の時代』産能大学出版部，1991．…第2章日本人に共通する話し方と議論の欠点と第3章議論と論争に強くなる方法は有用．

内田政志『[入門]会議の技術』大和出版，1996．…私はこれで学内諸会議の司会の技術を学んだ．

5．研究・研究者の心構え（20冊）

酒井邦嘉『科学者という仕事——独創性はどのように生まれるか』中公新書，2006．…「科学とは疑うこと」，「一に模倣，二に創造」，「論文こそすべて」等は，文系研究者にも必要な心構え．

入江昭『歴史を学ぶということ』講談社現代新書，2005…歴史を学ぶことには2つの意味がある：過去の事実の記録と解明された事実の意味づけ．歴史はすべ

ての研究者・院生が学ぶ必要がある．

船曳建夫『大学のエスノグラフィティ』有斐閣，2005．…東京大学の文科系教員の発想・生態とゼミ風景をサラリと描く．「遊び，それは学問そのもの」，「生産力とは集中力プラス持続力」．

林周二『研究者という職業』東京図書，2004．…自称「二流人間」が，実践的研究を行うための知恵と工夫を丁寧かつ正直に語る．「自己能力の客観評価」を行い，「他人のやらない盲点をねらえ」．

中西準子『環境リスク学――不安の海の羅針盤』日本評論社，2004．…「事実派」の著者が「ファクトを超える」リスク学を確立するまでの自分史（Ⅰ部）．QOL 研究の予定者はⅡ部必読．

日本科学者会議編『Guidebook 研究の方法』リベルタ出版，2004．…研究の方法を「研究することの意義や意味にまで立ち返って議論」した，大学院生のためのガイドブック．

小森陽一監修『研究する意味』東京図書，2003．…現実に批判的に介入し知の最前線で闘う研究とは？　鍵言葉は好奇心・批判的スタンス・構想力・基礎的勉強．博士後期課程進学希望の院生必読．

宇野賀津子・板東昌子『理系の女の生き方ガイド――女性研究者に学ぶ自己実現法』講談社ブルーバックス，2000．…文科系の女性院生も必読．第 1～3 章以外は男性院生にも有用．

坪田一男『理系のための研究生活ガイド――テーマの選び方から留学の手続きまで』講談社ブルーバックス，1997．…明るく楽しい研究生活のノウハウ．読むとやる気がおこり，文科系院生にも有益．

高木仁三郎『市民科学者として生きる』岩波新書，1999．…東大教授への道を捨て，反原発運動に生きた市民科学者の感動的自伝．末期癌による「死の予感のもとで」，明るく，確信と希望を語る．

西山卯三・早川和男『学問に情けあり――学者の社会的責任を問う』大月書店，1996．…権力と時流に迎合しない学者の生き方．

寺田寅彦「科学者とあたま」『寺田寅彦随筆集第 4 巻』岩波文庫，1948，202-207 頁．…科学者（研究者）論の超古典．科学者は「頭が悪いと同時に頭がよくなくてはならない」．

〈将来大学教授をめざす院生へ〉

山本武信『大学教授になれる本の書き方』早稲田出版，2003．…ハウツー本ではなく，「書くとは自分自身を生きること」と，単著を書く心構えを熱く語る．

川村雄介『サラリーマンのための大学教授入門』ダイヤモンド社，2003．…第1章の大学教授に転身するまでの体験・努力と同じ道をめざす社会人へのアドバイスは有益．第2章以降は蛇足．

白石拓『サラリーマンから大学教授になる！方法』宝島新書，2003．…「志」を持ってエリートサラリーマンから大学教員に転身した7人のインタビュー．大学とシンクタンクの違いもよく分かる．

萩原俊彦『実践編 働きながら大学教授になる方法』東洋経済，2002．…社会人院生向き．

鷲田小弥太『新大学教授になる方法』ダイヤモンド社，2001．…ベストセラーになった『大学教授になる方法』（後述）の全面改訂版．昼間部院生向き．

鷲田小弥太『大学教授になる方法──実践編』PHP文庫，1995（青弓社，1991）．…研究業績の作り方等具体的．

鷲田小弥太『大学教授になる方法』PHP文庫，1995（青弓社，1991）．…偏差値50前後なら努力すれば教授になれる．ただし，逆説・偽悪的表現が多い．

酒井和夫『博士になる方法教えます』リヨン社，1994．…博士号取得のテクニックを満載．

6．社会調査の入門書・副読本（28冊）

〈量的調査〉（参考書・教科書は山ほどあるので，文科系院生向きの代表的教養書のみ示す）

警告：「嘘には3種類ある．ただの嘘と真っ赤な嘘と統計だ．」（『マークトウェイン自伝』）

上田尚一『統計グラフのウラ・オモテ──初歩から学ぶ，グラフの「読み書き」』講談社ブルーバックス，2005．…良いグラフを書くための「統計的な考え方」を伝授．

森靖雄『新版やさしい調査のコツ』大月書店，2005．…50年の経験に基づき，アンケート調査の技術とノウハウを丁寧に解説．「仮説主義」の呪縛も指摘．聞き取り調査と現地調査にも触れる．

付　録

赤川学『子どもが減って何が悪いか！』ちくま新書，2004．…男女共同参画社会で少子化が防げるとの主張の統計的根拠を徹底批判し，実証研究の結果を安易に政策提言に結びつけることを戒め．

川村孝『エビデンスをつくる──陥りやすい臨床研究のピットフォール』医学書院，2003．…エビデンスは「現場で，臨床家の努力によって産み出されるもの」．量的調査予定者必読．

中村好一『保健活動のための調査・研究ガイド』医学書院，2002．…現場感覚で書かれた入門書．

谷岡一郎『「社会調査」のウソ──リサーチ・リテラシーのすすめ』文春新書，2000．…際物的タイトルだが，中身は正論．第1章「社会調査」はゴミがいっぱいを，修論への自戒とすること．

ダレル・ハフ『統計で嘘をつく方法──数式を使わない統計学入門』講談社ブルーバックス，1968．…30年余も重版を続けている超ロングセラー．特に第10章統計のウソを見破る5つのカギは有用．

〈質的調査（事例調査・フィールドワーク等）〉

アリソン・モートン＝クーパー著，岡本玲子・他訳『ヘルスケアに活かすアクションリサーチ』医学書院，2005．…この分野のわが国初の単行本．現場での「小規模介入」研究予定者は必読．

好井裕明『「あたりまえ」を疑う社会学──質的調査のセンス』光文社新書，2006．…著者の経験と優れた著作の解釈を通して，「調査する精神」の真髄を語る．グラウンデッド・セオリーを批判．

河西宏祐『インタビュー調査への招待』世界思想社，2005．…早大人間科学部で著者が行っているインタビュー調査教育のまとめ．全章，実際の調査に基づいて，ノウハウを伝授．

大泉溥『生活支援のレポートづくり──実践研究の方法としての実践記録』三学出版，2004．…生活支援活動を記録することの意味を問い，実践のセンスを磨く事例の読み方・書き方を詳述．

小田豊二『「書く」ための「聞く」技術』サンマーク出版，2003．…聞き書きの名手が開発した，体験的かつ体系的インタビューの技術．初級からプロのテクニックまで．

関満博『現場主義の知的生産法』ちくま新書，2002．…「歩く経済学者」が「一

生もの」として現場の人々とじっくりつきあい調査し，書籍にまとめるノウハウを開陳．現場の「両極端に注目」．

佐藤郁哉『フィールドワークの技法——問いを育てる，仮説を鍛える』新曜社，2002．…フィールドワークの技法の詳細を実践的に紹介．「『仮の答え』としての仮説を練り上げる」ことを強調．

佐藤郁哉『フィールドワーク——書を持って街へ出よう』新曜社，1992．…質的調査と量的調査の「恥知らずの折衷主義」の優れた入門書．各技法の詳細は書いていない．

御厨貴『オーラル・ヒストリー——現代史のための口述記録』中公新書，2002．…第4章「オーラル・ヒストリー・メソッド」（特に実施の留意点）はインタビュー調査にも有効．

香月洋一郎『記憶すること・記録すること——聞き書き論ノート』吉川弘文館，2002．…民俗学者の体験的聞き書き・フィールドワーク論．

鈴木淳子『調査的面接の技法』ナカニシヤ出版，2002．…体系的かつ実践的な入門書（教科書）．

根本博司・他編『初めて学ぶ人のための社会福祉調査法』中央法規，2001．…社会援助活動関連の質的調査と量的調査の基礎を解説．第1部事例調査法は有用．

小池和男『**聞きとりの作法**』東洋経済新報社，2000．…事例調査&アンケート調査予定者必読．聞きとりの前の「仮説の設定」の大切さ．まず聞き取り調査を行ってから，アンケート調査を併用．

S・ヴォーン，他『グループインタビューの技法』慶応義塾大学出版会，1999．…フォーカス・グループインタビューの概念と技法をていねいに解説．

〈事例調査の参考になるルポルタージュ・ノンフィクション論〉（いずれも読み物としても面白い）

永江朗『インタビュー術！』講談社現代新書，2002．…体験的「読み物としてのインタビュー術」．

佐野眞一『私の体験的ノンフィクション術』集英社新書，2001．…体験的事例調査法としても有用．

鎌田慧『ルポルタージュを書く』岩波書店，1992．…現実を読み解くルポの着想，取材，執筆の方法．

本多勝一『ルポルタージュの方法』朝日文庫，1983．…自作の執筆過程を紹介し

付　録

ながら，ルポの書き方を講義．鍵言葉は現場・人間関係・誠意．ルポライターの6条件（277頁）は研究者にも妥当．

〈「質的研究」の概説書・教科書〉

キャロル・ガービッチ，上田礼子・他訳『保健医療職のための質的研究入門』医学書院，2003．…質的データの収集，解釈，発表の方法論と技法について，主なものを公平かつ幅広く解説．

ウヴェ・フリック，小田博志・他訳『質的研究入門──〈人間の科学〉のための方法論』春秋社，2002．…「入門書」ではなく，高度でバランスのとれた概説書．日本版独自の解説と文献案内も充実．

キャサリン・ポープ他『質的研究実践ガイド──保健・医療サービス向上のために』医学書院，2001．…「量的研究を補完」する質的研究のもっとも分かりやすい入門書．

7．英語力をつけるための本・雑誌（18冊）

警告：院生に必要なのは英会話力ではなく，英文読解力＝速読＆精読術！

〈初学者向け〉

和田秀樹『英語も要領──読める人，書ける人だけが上達する』幻冬舎，2003．…読解力向上のコツ．

長谷川滋利『メジャーリーグで覚えた英語勉強法』幻冬社，2001．…第8章長谷川式英語上達の10ヵ条は有用（ただし，英会話）．

向山淳子・他『ビッグ・ファット・キャットの世界一簡単な英語の本』幻冬社，2001．…「英語はとにかく，まず読むこと」を強調した明快な英文法書．初心者・中級者必読．ただし，「読むこと」≠和訳に注意（本学小泉教授より）．

〈中・上級者向け〉

野口悠紀雄『「超」英語法』講談社，2004．…研究者に必要な総合的英語力を身につける正統的勉強法．話すことではなく聞くこと，分野ごとの専門用語を知ることを強調し，具体的方法を伝授．

スティーブ・モリヤマ『英語の会議にみるみる強くなる本』中経出版，2003．…文化の違いを理解して「欧米人と話す技術」．英語で話す際のタブー（第4章．目を閉じて腕を組む等）は実用的．

岡本浩一『最強の英語上達法』PHP新書，2002．…上掲『上達の法則』の英語

版．上級者向け．

澤井繁男『英文読解完全マニュアル』ちくま新書，2002．…中級者向けの受験英語を生かす勉強法．

長部三郎『伝わる英語表現法』岩波新書，2001．…「英語の構造」と日本語との違いを明確に示す．高度の和文英訳能力をつけるために有用．

高橋祥友『英語力を身につける』講談社現代新書，2001．…「本気で英語をものにしようと考えている人向け」．第1章と第3章（速読）は有用．

松本道弘『［改定新版］速読の英語』プレジデント社，1997．…上級者向き．「英会話の前にリーディング」，「読視野を広げよう」は重要．

松本道弘『［改定新版］速聴の英語——聴けなければ話せない』プレジデント社，1997．…同上．

鍋倉健悦『英語メディアを使いこなす』講談社現代新書，1994．

石山輝夫『日本人に共通する英語のミス——ビジネス編』The Japan Times, 1991．

M・ピーターセン『続日本人の英語』岩波新書，1990．…日本人の犯しやすい誤りを具体的に指摘．

M・ピーターセン『日本人の英語』岩波新書，1988．…同上．

〈息抜きの本〉

D・シールズ編『イチロー USA 語録』集英社新書，2001．…英文と翻訳の両方を掲載．

木村哲也・他『フリーズの本——映画で学ぶ生きた英語表現』スクリーンプレイ出版．1993．

脇山怜『和製英語から英語を学ぶ』新潮社，1985．

- 映画の原作小説または映画シナリオを小説化したペーパーバック．

〈博士後期課程進学希望者向き——より進んだ「継続は力になる」雑誌〉

- それぞれの分野の専門雑誌…先輩または指導（予定）教員に相談のこと．
- Newsweek or Time…英語総合週刊誌の双璧．ただし，「国際的」視点ではなく，アメリカの視点．
- The Economist…伝統ある経済中心の総合誌．上記2誌よりバランスがとれているが，英語は難しい．

あ と が き

　本書の出版を最初に企画したのは3年前の2003年9月であり，前著『医療改革と病院』（勁草書房，2004年4月出版）の原稿をまとめるよりだいぶ前でした．

　それの直接のきっかけは，2003年8月に「中日新聞」記者の安藤明夫さん（現・名古屋本社生活部次長）から「資料整理の哲学」について長時間のインタビューを受けたことです（同紙2003年9月9日朝刊の文化面「この人に聞く」欄に掲載）．私は，以前から，資料整理法に限らず，社会人になってからの勉強と研究を通して身につけた研究方法と技法（広くは知的生産の技術）をまとめたいと思っていました．そのために，持ち前の凝り性もあり，安藤さんから事前にいただいた詳細な質問事項に対する膨大な「文書回答」（400字×約80枚）を徹夜で一気に執筆しました．さらにインタビュー前後にそれを私の勤務先の日本福祉大学の若手教員や大学院生に見せて意見を聞きながら大幅に加筆し，「資料整理の技法と哲学」と題して，『月刊／保険診療』2003年11月号から2004年3月号に長期連載しました．これが本書第5章の元原稿になりました．

　これに先だってインタビューの「文書回答」を勁草書房編集部の橋本晶子さんにもお見せしたところ，大変興味を持っていただき，これを中核にして，社会科学研究の方法と技法についての本を出版することを提案されました．これは私にとって願ってもないことで，さっそく2003年9月には『私の研究方法と哲学――医療経済・政策分野を中心に』の企画書を作成し，翌2004年3月に出版する計画を立てました．その後この本を，当時，私も編集代表として出版準備に関わっていた「講座　医療経済・政策学」の「関連書」と位置づけることになり，書名も『医療経済・政策学の研究方法と哲学』に変更

しました（最終的には，『医療経済・政策学の視点と研究方法』に再変更.「哲学」を用いない理由は第 4 章参照）.

しかし，前著『医療改革と病院』を2004年 4 月に出版して後は，大学の管理業務（社会福祉学部長と文部科学省21世紀 COE プログラムの日本福祉大学拠点リーダー）に精神的に追われたためもあり，個人研究面では虚脱状態あるいはスランプに陥り，原稿準備はなかなか進みませんでした．しかし，それでもその後の 2 年間，本のテーマに関連して行ったいくつかの講演・報告を本書の元論文として少しずつ原稿化することにより，なんとか一書にまとめることができました．それらの講演・報告は，日本福祉大学公開夏季大学院での講演（2005年 7 月．本書第 4 章），医療科学研究所での報告（2006年 4 月．同第 1 章），韓国・延世大学での報告（2006年 5 月．同第 3 章）です．ただし，いずれの原稿も講演のテープ起こしではなく，完全な書き下ろしです．しかも本書収録にあたって元論文に大幅に加筆補正し，単なる論文集ではなく，一書としてのまとまりを持つようにしました．また文体は，第 3 章を除いて，あえて「ですます調」で表記し，しかも各章（特に私の「自分史」も含んだ第4・5 章）はすべて実名を書くようにしました（もちろん私信については公開の許可を得ています）．それにより，本書の内容に少しでも臨場感が出ればと考えたからです．

さらに私にとっては初めての試みとして，各章の補足として，合計10のコラムを付けました．これらは，私が2005年 1 月から友人・知人に BCC で配信しているメールマガジン（「二木立の医療経済・政策学関連ニューズレター」）に掲載したもの，または日本福祉大学の学部・大学院の講義や演習で配布している資料です．これによっても，本書の臨場感が増したと思っています．

なお，この「ニューズレター」は，①雑誌発表論文（『文化連情報』「二木教授の医療時評」欄等に掲載した最新論文），②医療経済・政策学関連の最新の洋書や英語論文の紹介・抄訳，③私の好きな名言・警句の紹介の 3 本柱で，毎月 1 日に配信しています．これのすべてのバックナンバーは，いのちとくらし非営利・協同研究所のホームページ（http://www.inhcc.org/jp/research/

news/niki/）上に転載されていますので，お読み下さい．これの配信は少なくとも，日本福祉大学の定年（65歳）まであと6年間は継続しようと思っています．

　本書をまとめることにより，私の35年間の勉強と研究のプロセスと到達点をじっくりふり返ることができました．それにより，3つのことに気づきました．第1に，私の修業時代に川上武先生と上田敏先生からいかに多くの教えを受けたかを再確認しました．第2に，私の勤務先の日本福祉大学の研究環境が，人的面でも，物的面（特に附属図書館）でも，非常に恵まれていることに気づきました．第3に，今までぼんやりと感じていた私の研究者としての強み・特徴と弱みをはっきりと自覚しました．

　私の研究者としての強み・特徴は，はしがきにも書いたように，日本医療についての神話・通説の誤りを実証研究に基づいて明らかにしてきたこと，および日本医療の現状分析だけでなく将来予測にも挑戦し続けていることだと思います（詳しくはそれぞれ第4，2章参照）．

　逆に，弱みは以下の3つだと気づきました．①私は徹底した個人主義者（ただし社会連帯は大事にする）なためもあり，他の研究者との共同研究（特に大規模な共同研究）がほとんどできないこと．②1992～1993年のアメリカ留学以降は，英語での研究発表（国際学会での発表やレフリー付き学術雑誌への投稿等）はほとんどできていないこと．③臨床医を辞めて日本福祉大学教員になった直後の1985年に出版した『医療経済学』（医学書院）で，「医療経済学の2つの現代的課題」と自己に課した「医療技術の経済学的評価」（臨床経済学的研究）と「ミクロレベルの改革モデルづくり」に，この10年間まったく手をつけられなかったこと．実はこの課題には，1995年に出版した『日本の医療費』（医学書院）で少し挑戦したのですが，その後は，医療政策研究（介護保険論争を含む）と保健・医療・福祉複合体の実証研究に傾斜したため，まったく手をつけられていません．

　ただし，私に残された時間を考えると，今後，これらの弱点を矯正するよ

あ と が き

りは，私の強み・特徴を生かした研究を進めるほうが効率的だとも思っています.「短所を直す努力をするよりも，同じ努力をするなら長所を伸ばせ．同じ努力をするなら，いっそう長所を伸ばして，それによって短所をカバーする方が効率が良い」(松下幸之助．立石泰則『復讐する神話』文藝春秋，1988, 106-107頁より重引).

　具体的には，『医療改革と病院』のあとがきで「今後の研究予定」と書きながらその後まったく進んでいない，新たな視点からの保健・医療・福祉複合体の実証研究を2007年には必ず始めたいと思っています．それが終わったら，『日本の医療費』以来の宿題となっている「技術進歩と人口高齢化，医療費抑制政策とのトライアングル（三角関係）の実証的・理論的研究」に挑戦したいと思っています．

　最後に，本書の生みの親となった安藤明夫さん，私の2人の恩師である川上武先生と上田敏先生，第Ⅱ部の2つの元原稿に率直なコメントをいただいた日本福祉大学内外の多くの教員・大学院生，および原稿の完成が大幅に遅れたにもかかわらず超特急で出版作業をしていただいた勁草書房編集部の橋本晶子さんに感謝します．

　　　2006年10月10日

　　　　　　　　　　　　　　　　　　　　　　　二　木　　立

初出一覧

　本書の初出の掲載誌は，次の通りである．各論文とも，元論文に相当の加筆を施した．コラムの出所の「ニューズレター」は，「二木立の医療経済・政策学関連ニューズレター」の略．なお，本「ニューズレター」のすべてのバックナンバーは，いのちとくらし非営利・協同研究所のホームページ（http://www.inhcc.org/jp/research/news/niki/）上に転載されている．

第Ⅰ部　医療経済・政策学の視点と研究方法
第1章　医療経済・政策学の特徴と学習法……『医療と社会』16巻2号，2006年11月．（原題は医療経済・政策学の視点と方法）
コラム1：英語で書かれた主な医療経済学教科書（2005〜2006年出版分）……「ニューズレター」各号．
コラム2：私が毎号チェックしている医療経済・政策学関連の英語雑誌……「ニューズレター」13号，2005年9月．
コラム3：日本語で書かれた医療経済学の主な教科書・関連書……（日本福祉大学大学院）「2006年度医療経済学特講・講義資料集」
コラム4：私の好きな名言——医療経済・政策学研究者に必要な資質……「ニューズレター」10号，2005年6月．
第2章　医療政策の将来予測の視点と方法……『月刊／保険診療』第59巻9号，2004年9月号．
コラム5：私の好きな名言——将来予測のスタンスと将来展望……「ニューズレター」7号，2005年3月．
第3章　医療政策の分析枠組み——21世紀初頭の医療改革の3つのシナリオ……『日本福祉大学COE推進委員会ニューズレター』7号，2006年7月（2006年5月に韓国ソウル市で開催された日本福祉大学・延世大学共催「第1回日韓合同シンポジウム」での報告）．

第Ⅱ部　私の研究の視点と方法
第4章　私の研究の視点と方法——リハビリテーション医学研究から医療経済・政策学研究へ……『日本福祉大学研究紀要——現代と文化』第113号，2006年3月．
コラム6：GIGOとSignificantosis……「ニューズレター」6号，2006年2月．

初出一覧

コラム7：私の書評パターン……ある若手研究者への電子メール（今まで未公開）
第5章　資料整理の技法──医療経済・政策学分野を中心に……『月刊／保険診療』第58巻11号〜第59巻3号，2003年11月号〜2004年3月号．
コラム8：私の英語勉強法……書き下ろし．
コラム9：私のThe Economistチェックの手順……「ニューズレター」14号，2005年10月．
コラム10：二木立氏のプロフィル……（日本福祉大学）「二木ゼミ・愛の教育手帳（'06年度版）」
付録　大学院「入院」生のための論文の書き方・研究方法論等の私的推薦図書……「ニューズレター」20号，2006年4月．

事 項 索 引

あ 行

アイスパン（読視野）……………171
アイデアの勝利 ………………116
「愛の教育手帳」………………167
悪文の標本 ……………………102
頭が良い ………………………110
アドバルーン……………………33
アドレスカード …………………155
アメリカ州医師免許委員会………40
アメリカの医療経済学 ……………5
アメリカ留学の効用………………98
EBM（根拠に基づく医療）………77
「言い訳は進歩の敵」……………165
医学史研究会………………79,111
医学中央雑誌 …………………146,171
医学的判断を優先する……………85
医学博士号………………………83
イギリスの医療経済学 ……………5
医師誘発需要理論 …………………7
「忙しい」とは言わない…………165
一般病床半減説 …………………131
いのちとくらし非営利・協同研究所
　……………………………131,194
医療改革の志 ……………………104
医療技術 …………………………113
　――論 …………………………28,79
『医療経済研究』…………………11
医療経済学研究者への助言 ………8,109
医療経済学の概念・範囲 …………4

医療経済学の教科書……………10,15,19
医療経済学の将来 ………………8,109
医療経済学の3つの古典 …………9
医療経済・政策学関連の英語雑誌11,23,139
医療経済・政策学の定義 …………3
医療サービス研究の定義 …………4
医療者の自己改革…………………63
医療政策研究 ……………………3,121
　――の心構えとスタンス………29
医療政策の「客観的」将来予測…30
医療政策の将来予測………………27
医療政策の分析枠組み……………47
医療制度改革関連法………………59
『医療と社会』……………………12
医療特区 ………………………40,58
医療の経済評価 …………………4,10,12
医療費拡大の主財源………………69
医療費水準 ………………………63,68
医療費抑制政策の見直し…………98
医療保険改革の実験………………52
医療問題の研究……………………79
インターネットを利用しての情報検索
　…………………………………145
Wikipedia ………………………147
「上田式医学論文速読法」………170
ウェブキャット・プラス…………146
『エ・アロール』…………………111
英語医療経済学の教科書…………15
英語雑誌のチェックのコツ ……139
英語の推理小説……………………86

事 項 索 引

英語の勉強……………………………86
英語勉強法 ……………………………170
英語論文の抄訳………………………171
英語論文の速読………………………170
英単語帳………………………………172
Economist ……………………100,139,140,174
──チェックの手順…………………174
SPSS（社会科学のための統計パッケージ）……………………………………84
絵葉書…………………………………154
大物官僚の発言・放言…………………38

か 行

カード書きの技法……………………159
外圧……………………………………30,48
「海外医療情報」………………………171
会計学…………………………………82
介護保険制度…………………………52
介護保険の将来展望…………………40
介護保険論争…………………………109
外来分離………………………………41
「顔の見える」研究……………………116
閣議決定の重み・実現可能性…………36
「書くことが生きること」………………161
学者的生活様式………………………144
学生運動………73,75,80,100,126,160,163
学部長マニフェスト……………………166
学問の本質……………………………12,107
価値自由………………………………74
価値中立的実証研究…………………120
価値判断の明示………………………12,120
株式会社の医療機関経営………………58
カルチャーショック……………………82
勘………………………………………38
韓国……………………………………67

患者負担割合…………………………63
官庁統計の購入………………………144
官庁統計の独自の分析………………112
官庁のホームページ…………………146
記憶するために整理・記録する………129
記憶の集積……………………………117
記憶力強化の方法……………………130
議事録…………………………………36,147
規制改革・民間開放推進会議…………48,66
北里記念医学図書館…………………139
切手掘り出しコーナー…………………154
記念切手………………………………154
基本的用語・概念の定義………………117
「客観的」将来予測……………………30,105
教育者としてのプロ意識………………166
教授会時の内職………………………142
教授会資料……………………………135
教養……………………………………141
「──ある俗物」………………………165
「局あって省なし」……………………38
局間対立………………………………38
記録と記憶は相補的……………125,130,151,152
「勤務地にこだわるな」………………92
グロスマンモデル………………………8
ケアミックス……………………………40
慶應義塾大学医学メディアセンター…139
経験に裏打ちされた「勘」……………38
経験の集積……………………………117
経済財政諮問会議（民間議員）………48,65
経済産業省……………………………35,66
経済戦略会議「最終答申」……………49,66
継続は力…………………89,110,168,170
携帯サイズの英和辞典………………175
「結論先にありき」……………………108
研究課題の設定………………………116

事 項 索 引

研究関連の手紙整理の技法 …………152
研究業績……………………………93
研究者とあたま ……………………110
研究者としての美学 ………………165
研究者としてのプロ意識 …………162
研究者と政治スタッフの兼業 ………109
研究者の仕事 ………………………164
研究者の役割 ………………………109
研究テーマの決定法………………81
研究と教育との時間的・空間的分離 …128
研究と評論 …………………………118
研究の心構え・スタンス ……………104
研究領域の限定 ……………………112
健康保険組合連合会………………58
現実感覚……………………………97
現実主義的理想主義……………46,104
現実の認識を深める ………………108
現場・実践 …………………………108
『けんぽれん海外情報』……………171
小泉政権の医療政策の2つの側面………47
語彙を増やす ………………………172
講演記録の読み方…………………37
公開添削 ……………………………101
公共経済学…………………………82
公式文書分析ポイント………………34
公私2階建て制度…………………50
公私2階建て説は2つある…………67
厚生省の政策選択基準……………30
厚生省の2大スキャンダル…………54
公的医療費の総枠拡大……………62
購買力平価…………………………68
国際学会での研究発表 ……………172
国際学会での「他流試合」…………86
国民意識の壁………………………61
国民医療総合対策本部中間報告 ……50,77

『国民衛生の動向』…………………144
『国民の福祉の動向』………………144
国立国会図書館 ……………………146
個人研究 ……………………………115
「ゴッドファーザー」…………………44
言葉に対する感覚の鋭さ……………35,101
「この世は金だ」……………………91
「この世は業績だ」…………………91
「この世は信頼（関係）だ」…………91,119
ゴミ情報 ……………………………147
根拠に基づく医療（EBM）…………77
混合介護……………………………52
混合診療解禁論争…………………36
混合診療の解禁……………………59
混合診療の全面解禁………………61

さ 行

『サービスの経済学』………………9
在院日数の短縮……………………78
最適の医療…………………………62
財務省………………………………35,66
The Economist ……23,100,139,140,174
――チェックの手順 …………………174
雑誌記事索引………………………146
左翼ナショナリスト…………………99
「ザルで水をすくう」…………………87
3極構造……………………………99
――構造論 ……………………………58,68
3色ボールペン ……………………157
「3大実証研究」……………………114
「時間を金で買う方法」……………145
時期を限定した予測………………40
Significantosis（統計的有意症）………123
GIGO ………………………………123
自己を限定する ……………………112

203

事項索引

事実とその解釈の峻別 ……………105
「事実と本音を書く」 ………………101
事実に忠実 …………………………163
事実認識 ……………………………105
実質患者負担割合……………………63
実証研究 ……………………………110
　　──と医療政策との関係………12
　　──の限界………………12,120
実証分析 ………………………………32
実践に直結する研究 ………………109
質的研究………………………………75
私費購入した本のチェック ………143
自分史づくり ………………………155
自分史に触れる理由…………………74
「自前の概念装置」 …………………118
社会医学的研究………………………76
社会構築派 …………………………105
社会産業複合体………………………68
（社会人）大学院……………………121
社会人としての美学 ………………165
社会政策学会奨励賞…………95,115
「社会的入院」医療費の推計………113
社会統計学……………………………84
社会福祉基礎構造改革………………66
社会福祉士国家試験合格率 ………167
『社会保険旬報』………………12,137
社会保険料……………………………69
社会保障個人会計……………………59
社会保障番号…………………………59
社会民主主義レジーム………………57
社内言論の自由 ……………………136
重回帰分析……………………………85
『週刊社会保障』…………12,137-138
15分単位で記録 ……………………158
自由主義レジーム……………………57

修行時代………………………………89
「出版か死か」………………………165
需要曲線 ………………………………7
省エネ住所録 ………………………155
障害児の病理と保健…………………92
少人数勉強会…………………………89
消費税…………………………………69
将来予測………………………………27
　　──の誤りの原因…………………39
　　──の原点…………………………27
　　──のスタンス……………………44
　　──の的中率………………………28
　　──の方法…………………………32
職業歴…………………………………74
書斎 …………………………………128
書評パターン ………………………124
資料整理の技法 ……………………125
資料チェックの技法 ………………133
資料の保存は手段 …………………169
資料を捨てる ………………………134
事例研究………………………………75
審議会委員選任の内幕 ……………102
審議会や委員会の議事録………36,147
人口高齢化の医療費増加寄与率 …113
新古典派医療経済学 …………………5
新古典派経済学 ………………………4
新自由主義的医療改革………………47
　　──の帰結…………………………58
　　──の本質的ジレンマ ………31,60
新自由主義的改革……………………48
人的ネットワーク …………………118
新聞・雑誌の講読・購入 …………135
新聞のチェック ……………………136
「進歩は退歩」………………………169
新予防給付…………………………113

204

事項索引

推測統計学の勉強……………84
スタンフォード大学……………98
「すでに起こった未来」……………45
政策の妥当性……………12,120
政治経済学……………121
政治スタッフの役割……………109
「青春の夢に忠実であれ」……………163
精読法……………151
『生と死の経済学』……………9
制度の部分改革……………63
制度派経済学……………4
「整理法の一般理論」……………168
世界医療経済学会……………83
『世界のリハビリテーション』……………88
「絶望しすぎず」……………46
戦後政治の総決算……………89
先進国医療の3極構造論……………58,68
セントポールクリニック横浜……………58
専任教員研究業績調査票……………93
全面的2階建て化……………67
「専門を問題にするな」……………92
『総合リハビリテーション』……………86,88
想定問答集……………172
速読法……………151,170
その場で捨てる……………135

た 行

第1次保険・医療改革……………50,60
第1のシナリオ……………48
　　──台頭の理由……………54
大学院演習の聴講……………82
大学院生向けの「私的推薦図書」……………166
大学院入学の3大動機……………121
大学院への入院……………166
大学図書館1……………41

第3のシナリオ……………52
体制内矛盾……………31
第2次保険・医療改革……………50
第2のシナリオ……………49
武谷理論……………28
正しい質問……………116
多変量解析……………85
他流試合……………86,90
段ボール箱……………127
地域病院……………74
「知性の悲観主義」……………45
知的正直……………163
知的ネットワーク……………169
中央省庁改革……………65
忠告……………103
『超整理法』……………126
直感……………116
テーマと時間軸による区分……………126
手紙整理の技法……………152
手紙の目次……………152
手紙はこまめに書く……………153
「敵を憎むな，判断が狂う」……………44,110
手帳による自己管理の技法……………157
哲学者に対する偏見……………79
寺子屋教育……………89,162
「出羽の守」……………100
電子メール……………152
問いの設定……………116
東京医科歯科大学……………75
東京中央郵便局……………154
東京中心主義……………96
「東京は日本ではない」……………96
統計的有意症（Significantosis）……………123
道楽的職業……………162
独自の全国調査……………114

205

事 項 索 引

「読書についてのケチ」……………148
読書ノート……………………………78
　──の技法………………………149
読書メモの技法………………………148
読視野（アイスパン）………………171
特注B6判カード……………………159
特定療養費制度の見直し……………61
都市型リハビリテーションの旗手…77
図書カード………………128,142,143
寅さん絵葉書…………………………154

な 行

内閣府…………………………………65
内職………………………………142,173
「情けは人のためならず」…………130
ナショナリスト………………………100
2階建て制度…………………………50
2階建て説は2つある………………67
「二木教授の医療時評」……………98
「二木セミナー」……………………98
二木の基準……………………………76
「二木立の医療経済・政策学関連ニューズ
　レター」………………130,171,194
21世紀初頭の医療改革…………31,47
「21世紀の医療保険制度」…………50
日曜研究者……………………………161
日記カード……………………………160
日経テレコン21…………………137,146
日本医師会図書室……………………139
『日本医事新報』……………………137
『日本医療経済学会会報』…………12
日本医療についての神話・通説……112
日本医療の構造的変化………………32
日本医療法人協会……………………114
日本科学技術連盟……………………85

「日本型参照価格制度」……………51
日本語医療経済学の教科書…………19
日本語専門雑誌・新聞チェックのコツ
　………………………………………137
二本立………………………73,97,112,163
日本の医療制度の2つの柱…………62
日本版マネジドケア…………………49
日本福祉大学…………………………91
　──図書館………………………139,142
Newsweek……………………………140
認識枠組みを変える…………………108
年賀状の工夫…………………………155
年金制度改革…………………………66
脳卒中患者の障害の構造の研究……84
脳卒中早期リハビリテーション…28,75
　──患者の早期自立度予測………76
能率手帳小型判…………………156,173

は 行

「ハードヘッド＆ソフトハート」…104
博士号の価値…………………………92
抜本改革の狂想曲……………………65
抜本改革は不可能……………………64
バラ読…………………………………142
ハンギングファイル…………………126
PPP（購買力平価）…………………68
B6判カード…………………………159
比較優位………………………………112
ビッグバン・アプローチ……………49
一橋大学………………………………82
1人当たり総医療費…………………68
ヒューマニズム………………29,104,107
『病院』………………………………12
『病院管理』…………………………12
病院チェーン……………………41,114

206

病院の外来分離 …………………………41
拾い読み ………………………………142
フィールド調査 …………………………33
フェアプレイ精神 ……………………106
フォルダー ……………………………126
複眼的視点………………………30,104
複合体 …………………32,64,95,115
「福祉汚職」事件 ………………………54
福祉関係者への忠告 …………103,107
福祉国家政策論争 ………………………67
福祉国家類型論 …………………………56
複数の選択肢の存在 ……………………39
付箋 ……………………………………143
2つのシナリオ ……………………53,55
部分改革 …………………………………64
部分的2階建て化 ………………50,67
フランス語の勉強 ………………………87
プロ意識 ………………………………162
『文化連情報』……………………………98
文献学的研究 ……………………………33
文献抄訳 …………………………………86
「平時」と「戦時」……………………133
Health Affairs ………………23,139
勉強・研究の自己管理 ………………157
法の規定とは異なる現実 ………………40
「ポケット1つ原則」…………………129
保健・医療・福祉複合体……32,64,95,115
保険外併用療養費 ………………………61
保険者機能の強化 ………………36,60,67
保険者と医療機関の個別契約 …………58
『保険と年金の動向』…………………144
保守主義レジーム ………………………57
「骨太の方針」………31,35,36,49,56,58
掘り出しものの情報 …………………140
本整理の技法 …………………………127

本の逆説的購入法 ……………………144
本の購入とチェックの技法 …………141
本・論文執筆美学 ………………………95
本を「捨てる」技術 …………………142

ま 行

『マーフィーの法則』…………………135
マイナーな雑誌 ………………………140
Magazine Plus ………………………146
マネジドケア・システム ………………66
マルクス経済学を学ぶことの意義 …111
「満足の文化」……………………………51
3つのシナリオ ……………………31,48
見ないで捨てる ………………………135
都落ち ……………………………………92
「無知な者ほど」…………………………84
名言カード ……………………………160
明治大学 …………………………………82
名刺の整理 ……………………………156
Medline ………………………………171
門前クリニック …………………………41

や 行

「唯物論的に書け」………………………80
UCLA（カリフォルニア大学ロサンゼルス校）……………………………98,120
良い指導者の資質 ………………………90
洋書新刊案内 …………………………141
吉村賞 ……………………………94,115
予測実績 …………………………………28
予測の方向性 ……………………………40
読みやすい文章 ………………………100
代々木病院 ………………………………75
よりよい医療制度 ………………………62

207

事項索引

ら 行

ランド研究所……………………………98
リアリズム………………………29,104,107
リアリティ………………………………97
リハビリテーション医学研究……………76
理論研究……………………………110
理論と歴史の勉強………………………111
臨床医学的研究…………………………76
臨床医時代………………………………74
臨床医脱出5か年計画…81,86,91,158,171
臨床医の視角………………………79,88
臨床経済学………………………4,10,12
臨床研究…………………………………75
臨調行革路線……………………………89

歴史研究…………………………………110
歴史的センス……………………………111
レポートの公開添削……………………101
労災保険の民営化………………………66
老人病院等の保険外負担………………114
論争………………………………………131
論文等の整理の技法……………………126
論文博士取得……………………………83
「論より実証」…………………………107

わ 行

若手研究者への忠告……………………107
私の研究歴………………………………74
私の職業歴………………………………74

人名索引

あ行

アキ吉川 …………………………98
阿部謹也 …………………………165
アロー ……………………………9
井伊雅子 …………………………20
池上直己 ………………………3,10,22
市川 洋 …………………………80
伊藤美智予 ………………………106
伊東光晴 ………………………25,117
稲田龍一 …………………………78
岩崎允胤 ………………………78-79
上田 敏 …………46,75,77,80,81,83,86,
　88,92,100,104,131,157,162,170,172
植松治雄 …………………………103
内田義彦 …………………………118
梅棹忠夫 …100,129,137,155,159,160,168
漆 博雄 …………………………6,20
江坂哲也 …………………………163
エスピン-アンデルセン ……………56
江藤文夫 …………………………75
江見康一 ……………9,10,13,82,88,173
エンゲルス ………………………32
遠藤久夫 ………………………3,120
エントーベン ……………………26
大内講一 …………………………19
大江健三郎 ………………………46
大野忠男 …………………………104
大日康史 ………………………10,20,21
大山倍達 …………………………154

か行

尾形裕也 ……………19,22,35,57,100
岡本悦司 …………………………19
岡本太郎 …………………………133
長田 浩 …………………………19

開原成允 …………………………85
柿原浩明 ………………………10,19
金子 勝 …………………………29
カリヤー …………………………16
ガルブレイス ……………………25,51
川上 武 ………21,44,79,84,88,92,96,
　100,111,124,155,161,162,164
川島正次郎 ………………………27
川原邦彦 …………………………19
川渕孝一 ………………………19,22
菅 直人 …………………………54
上林茂暢 ………………………80,86,134
北村 肇 …………………………136
キャンベル ………………………22
グラムシ …………………………45
クリントン ………………………65
黒川 清 …………………………90
郡司篤晃 …………………………20
ケインズ ………………………26,104
ゲーテ ……………………………112
権丈善一 ……4,11,20,104,116,118,121
濃沼信夫 …………………………107
ゴールド ………………………10,21
児島美都子 ……………………92,118

人名索引

コッポラ……………………………………44
小山路男……………………………………101
近藤正英……………………………………10

さ 行

佐久間昭………………………………85,123
サッチャー…………………………………65
サロー………………………………………11
佐和隆光…………………………………102,111
ジェファーソン……………………………20
芝田進午……………………………………151
渋谷達雄……………………………………87
島田 豊……………………………………46
清水幾太郎………………………………100,148
シラー………………………………………163
末田邦子……………………………………90
杉田暉道……………………………………85
杉山章子……………………………………118
鈴木良雄……………………………………58
関口存男……………………………………87
妹尾堅一郎………………………………122,166

た 行

高杉 進……………………………………98
高橋伸彰……………………………………37
竹内靖雄……………………………………140
武谷三男……………………………………28
竹村英輔……………………………………46
立花 隆……………………………………150
辰巳 渚……………………………………135
田中 滋…3,10,12,20,28,69,107,120,147
谷岡一郎………………………………117,123
田端康人……………………………………9
田村 誠……………………………………61

俵 万智……………………………………161
辻本好子……………………………………132
津山直一………………………………83,171
都留重人………………………………83,88
寺田寅彦……………………………………110
寺田 稔……………………………………144
鵜田忠彦……………………………………21
ドラッカー…………………………………45
ドラモンド……………………………10,12,21

な 行

中木高夫……………………………………19
中曽根康弘…………………………………89
中谷 巖……………………………………49
中村哲也……………………………………44
夏目漱石……………………………………162
ニーチェ……………………………………165
二木 立………………………………10,20,21,88
西川俊作……………………………………80
西村 晃……………………………………158
西村周三………………………………3,8,20
西山正徳………………………………38,132
二宮厚美………………………………55,67
野口悠紀雄………………………126,156,168
野村克也………………………………90,165
野村 拓……………………………………19

は 行

長谷川敏彦…………………………………19
林 義郎……………………………………50
久繁哲徳………………………………10,20
日野秀逸……………………………………118
広井良典……………………………………20
フェルドスタイン…………………………4
フェルプス…………………………………4

210

人名索引

福岡猛志 …………………………158
藤田伍一 …………………………40
船曳健夫 …………………………90
フュックス ………………8,9,21,109,112
ブラインダー ……………………104
ブレア ……………………………63
不破哲三 …………………………154
ヘーゲル ………………79,112,169

ま 行

マーシャル ………………………104
増子忠道 …………………………79
マックペイク ……………………10,21
松田亮三 …………………………19
松本邦愛 …………………………19
松本道弘 ………………86,171,175
真野俊樹 ………………10,19,22
丸山 優 …………………………46
三浦聡雄 …………………………79
水野 肇 …………………………19
南 博 ……………………………131
宮崎将兵 …………………………79
ミュルダール ……………………116
メイナード ………………………7

孟子 ………………………………91
モシアロス ………………………21

や 行

八代尚宏 ……………………32,132
安川文朗 …………………………19
山口 孝 …………………………82
山崎康彦 ………………………22,69
兪 炳匡 …………………………20
横山寿一 …………………………68
吉崎達彦 …………………………44

ら 行

ライス ……………………………4
レーニン ………………75,79,84
ローマー …………………………74
ロゼンターリ ……………………78
ロッシュ ………………21,25,87
ロマン・ロラン …………………45

わ 行

鷲田小弥太 ………………………92
渡辺一夫 …………………………46
渡辺淳一 …………………………111
渡部昇一 …………………………145

著者略歴

二木　立（にき・りゅう）
1947年生
1972年　東京医科歯科大学医学部卒業
　　　　代々木病院リハビリテーション科科長・病棟医療部長
　　　　を経て
現　在　日本福祉大学教授
主　著　『保健・医療・福祉複合体』（医学書院，1998），『介護
　　　　保険と医療保険改革』（勁草書房，2000），『21世紀初
　　　　頭の医療と介護』（勁草書房，2001），『医療改革と病
　　　　院』（勁草書房，2004）等

医療経済・政策学の視点と研究方法

2006年11月20日　第1版第1刷発行
2010年 5 月10日　第1版第4刷発行

著　者　二　木　　　立
　　　　　　に　き　　　りゅう

発行者　井　村　寿　人

発行所　株式会社　勁　草　書　房
　　　　　　　　　　　けい　そう

112-0005 東京都文京区水道 2-1-1　振替 00150-2-175253
　　　　（編集）電話 03-3815-5277／FAX 03-3814-6968
　　　　（営業）電話 03-3814-6861／FAX 03-3814-6854
　　　　　　　　　　　　　　　　堀内印刷所・青木製本

©NIKI Ryū　2006

ISBN978-4-326-74837-2　　Printed in Japan

JCOPY ＜(株)出版者著作権管理機構 委託出版物＞
本書の無断複写は著作権法上での例外を除き禁じられています。
複写される場合は，そのつど事前に，(株)出版者著作権管理機構
（電話 03-3513-6969，FAX 03-3513-6979，e-mail: info@jcopy.or.jp）
の許諾を得てください。

＊落丁本・乱丁本はお取替いたします。
　　　　　　http://www.keisoshobo.co.jp

講座 医療経済・政策学 全6巻
Health Economics and Policy

A5判横組み

第1巻 * 医療経済学の基礎理論と論点
西村周三・田中 滋・遠藤久夫……編著　　　　既刊・2835円

第2巻 * 医療保険・診療報酬制度
遠藤久夫・池上直己……編著　　　　既刊・3045円

第3巻 * 保健・医療提供制度
田中 滋・二木 立……編著　　　　既刊・2730円

第4巻 * 医療技術・医薬品
池上直己・西村周三……編著　　　　既刊・2730円

第5巻 * 看護とリハビリテーション
二木 立・池上直己……編著　　　　近刊

第6巻 * 医療制度改革の国際比較
田中 滋・二木 立……編著　　　　既刊・2730円

[関連書] 医療経済・政策学の視点と研究方法
二木 立……著　　　　本書

勁草書房刊

日本人の生死観	川上・上林他著	2415円
日本人の健康	林　俊一著	3360円
生命と時間	広井良典著	2730円
イギリスの医療改革	J. バトラー 中西範幸訳	3150円
お産―女と男と	大林道子著	3150円
看護技術の現在	川島みどり著	2730円
「世界一」の医療費抑制政策を見直す時期	二木　立著	2625円
占領期の医療改革	杉山章子著	品切れ
福祉は経済を活かす	滝上宗次郎著	2520円
東大闘争から地域医療へ	三浦聡雄 増子忠道 著	2205円
保険医療政策の将来	V. R. フュックス 江見・二木・権丈訳	3255円
農村医療の現場から	松島松翠著	2100円
らい予防法廃止の歴史	大谷藤郎著	4410円
自然なお産を求めて	杉山次子 堀江優子 著	2730円
いま、病院看護を問う	川島みどり著	2940円
ケアと老いの祝福	木下康仁著	2625円
21世紀への社会保障改革	川上　武著	2940円
もう患者でいるのはよそう	S. シャーウィン 岡田・服部・松岡訳	3360円
医療ソーシャルワークの現代性と国際性	児島美都子著	2625円
国際化時代の社会保障	酒井英幸著	2520円
戦後日本医療史の証言	川上　武著	5250円
国際医療福祉最前線	児島・中村・杉山編著	3150円
医療の政策選択	池上直己著	3360円
介護保険と医療保険改革	二木　立著	2940円
21世紀初頭の医療と介護	二木　立著	3360円
医療改革と病院	二木　立著	2835円
医療安全の経済分析	安川文朗著	2520円

＊表示価格は2010年5月現在。消費税は含まれております。